《政治与公共管理学术文库》
总主编：张康之

本书的写作和出版获得以下项目资助：重庆市“十三五”重点一级学科——西南政法大学公共管理学科资金项目、中央支持地方高校改革发展资金项目“行政管理双一流专业建设”、重庆市特色学科专业群项目“舆情传播与风险管理”与重庆市行政管理“三特专业计划”项目、2016年重庆市南岸区软科学研究计划项目、南岸区卫生计生执法监督局横向课题。

中医养生保健机构监管研究

Study of Supervision on Traditional Chinese Medical Care Institution

峗怡 著

吉林大学出版社

图书在版编目（CIP）数据

中医养生保健机构监管研究 / 蒯怡著 . —长春：
吉林大学出版社，2018.6
ISBN 978-7-5692-2489-4

Ⅰ . ①中… Ⅱ . ①蒯… Ⅲ . ①养生（中医）—
监管制度—研究 Ⅳ . ① R212

中国版本图书馆 CIP 数据核字 (2018) 第 135953 号

书　　名　中医养生保健机构监管研究
　　　　　ZHONGYI YANGSHENG BAOJIAN JIGOU JIANGUAN YANJIU
著　　者　蒯　怡　著
策划编辑　李承章
责任编辑　安　斌
责任校对　米司琪
装帧设计　孙媛媛
出版发行　吉林大学出版社
社　　址　长春市人民大街 4059 号
邮政编码　130021
发行电话　0431-89580028/29/21
网　　址　http://www.jlup.com.cn
邮　　箱　jdcbs@jlu.edu.cn
印　　刷　北京盛彩捷印刷有限公司
开　　本　787mm × 1092mm　1/16
印　　张　9.25
字　　数　155 千字
版　　次　2018 年 6 月 第 1 版
印　　次　2018 年 6 月 第 1 次
书　　号　ISBN 978-7-5692-2489-4
定　　价　36.00 元

目　录

导　论

1　选题背景及意义

中国传统医学自17世纪针灸传入欧洲以来，便逐步走向世界，其“治未病”的思想及对现代疾病的防治优势也逐渐被更多的国家和人民认同和接受。2015年，诺贝尔生理学或医学奖颁给了中国科学家屠呦呦教授，印证了中国传统医学对人类健康发展的贡献被世界科学界所认可。伴随经济发展和人民生活水平的提高，人均期望寿命普遍增加，健康问题越来越受到人们的重视。预防疾病、维护健康、提高生命质量在世界范围内广受重视。近年来，为满足国内外大众防病和养生保健的需求，中医养生保健的产品和资讯涌现，社会投资兴办了大量的中医养生保健机构，出现井喷的发展态势，但机构质量可谓鱼龙混杂。

回顾中医法律及公共政策的历史可以发现，中国高度重视中医药事业的发展。《中华人民共和国宪法》指出，发展现代医药和我国传统医药，保护人民健康。中华人民共和国成立初期，我国坚持“团结中西医”作为三大卫生工作方针之一。1978年，卫生部提出《关于认真贯彻党的中医政策，解决中医队伍后继乏人问题的报告》。1986年，国务院和全国各地相继成立相对独立的中医药管理部门，为中医药发展提供了组织保障。1991年“中西医并重”成为五大卫生工作方针之一。尽管自西医东渐开始，民间时常有废除中医、中医是迷信等学术争论，但我国官方承认中医的地位同主流的西医一样重要。

2003年，国务院颁布实施《中华人民共和国中医药条例》；2009年，国务院颁布实施《关于扶持和促进中医药事业发展的若干意见》。自 2014 年开始，中医保健相关法律和政策密集出台。2014 年 4 月，国家卫生计生委发布《全民健康素养促进行动规划（2014—2020 年）》，该规划布置的第六项重点工作是，提高中医养生保健素养。利用提供诊疗服务时机，普及中医养生保健基本知识和技能。2014 年 6 月，国家卫生计生委、国家中医药管理局联合发布了《中国公民中医养生保健素养》（国中医药办发〔2014〕15 号），解读中医基本理念和知识，介绍常用养生保健内容，普及常用养生保健简易方法。2016 年 2 月，国务院印发《中医药发展战略规划纲要（2016—2030 年）》，把中医药发展上升为国家战略，对新时期推进中医药事业发展作出系统部署。2016 年 10 月，中共中央、国务院印发《“健康中国 2030”规划纲要》，作为今后 15 年推进健康中国建设的行动纲领，提出“实施中医治未病健康工程，将中医药优势与健康管理结合，探索融健康文化、健康管理、健康保险为一体的中医健康保障模式。鼓励社会力量举办规范的中医养生保健机构，加快养生保健服务发展”。2016 年 12 月中国第一部《中华人民共和国中医药法》由全国人大通过，自 2017 年 7 月 1 日起施行。其中，第四十四条：“国家发展中医养生保健服务，支持社会力量举办规范的中医养生保健机构。中医养生保健服务规范、标准由国务院中医药主管部门制定。”

我国也积极布局新时期中医药走向世界的蓝图。2017 年 1 月，国家中医药管理局、国家发展和改革委员会共同发布《中医药“一带一路”发展规划（2016—2020 年）》（以下简称《规划》）。《规划》提出，未来五年将着力加强中医药国际医疗服务体系建设、中医药国际教育及文化传播体系建设、中医药国际科技体系建设、中医药国际贸易体系建设，中医保健机构发展走向国际化奠定了发展环境。中医养生保健可以借此促进中医养生的全球传播与合作，为中医养生搭建一个世界性的专业、企业、政府等各领域之间的合作与交流平台。同时，参与制定中医养生规范，为推动养生国际标准的制定、发布与推广提供技术平台。①

2017 年 10 月，习近平在中国共产党第十九次全国代表大会上作报告，关于健康的精神，从十七大到十九大依次是全民健康、人民健康和健康中国，十九大在健康方面的理论得到了进一步提升和全面升华，将健康入万策的视野拓展到全国范围，

① 张志祥 . 中国营养保健食品产业的现状和发展前景 [J]. 中国食物与营养，2007(3):4–6.

与2016年10月中央确立的《“健康中国2030”规划纲要》相呼应，将健康中国作为重大国策，是为满足新时期新形势下的国内卫生需求，为人民群众提供全方位、全周期的健康服务。建设健康中国，也是中国履行国际义务、参与全球健康治理的重要体现。国家主席习近平承诺履行2015年联合国提出的2030年可持续发展目标，其中第三项目标是全民健康，即要确保健康的生活方式、促进各年龄段人群的福祉。十九大报告提出，“坚持中西医并重，传承发展中医药事业。支持社会办医，发展健康产业。”医疗卫生作为重要的民生领域，有待加强和创新社会治理。完善监管体系是我国建设法治社会、法治政府的必然要求，因此完善对中医养生保健服务市场的监管既是对中医养生保健行业的促进发展，也符合我国新时期的新要求，是行政为民，保障人民健康的体现。

我国慢性病和老龄化的双重挑战给养生保健市场带来新的发展契机，随着医学模式和国民的健康需求转变，“治已病”走向“治未病”的卫生需求激增，“健康中国2030”提出要加快养生保健服务发展，极大地刺激和促进了中医养生保健行业的发展。现代人工作压力大，生活不规律，亚健康人群呈现年轻化趋势，如年轻人易患上肩椎、颈椎酸痛等职业病，中医推拿、拔罐、刮痧等成了热门选择，民众对中医养生保健的需求与日俱增。近年来，我国出现了“中医养生保健热”，是多方面因素促成的，公众需求、媒体推波助澜、西医价格贵等都是中医养生保健受到追捧的重要原因。农村人口、中老年人对中医信任感强，预防疾病、慢性病一般由中医养生来调理。中医养生领域相关节目、广告、书籍、报道等层出不穷，科普中医知识的同时也增强了中医的热度，但正确的保健知识还比较缺乏。

大力发展中医养生服务产业，有利于提高全民健康水平和国民经济发展。但是，中医行业急剧发展的背后却问题频现。我国养生保健产业尚在发展初期，相关立法、行业法规、政府监管处于缺失状态，机构鱼龙混杂，保健机构开展非法行医行为屡见不鲜，百姓维权频次多。由于养生保健服务机构不同于诊疗机构，是卫生部门监督管理的盲点，许多保健机构超范围经营，侵害消费者权益，整个行业市场秩序十分混乱，已经一定程度上影响到中医药的声誉。[①] 因监管不力，无良商家大量涌入，

① 于晓彦，汤少梁，王高玲．“治未病”理念下的中医特色预防保健服务及政策研究[J].中国卫生政策研究，2015(2):71–75.

一时间技术与把戏一色，高人共骗子齐飞。[①] 事故频发给公众健康造成隐患，也对中医养生保健行业发展不利。

本研究从理论上丰富了中医养生保健机构的监管，以中医保健服务机构为例，探索多头监管的社会民生领域，政府执法部门应当如何作为，提出要构建政社合作的治理新格局，期待能为中医养生保健机构监管起到决策支持和实践参考的作用。

2 研究方法

主要应用文献研究、比较研究、案例研究、实地调研等方式。归纳梳理国外中医保健机构监管的经验，对国内试点城市的政府监管探索经验展开比较分析。以重庆南岸区为例，对辖区内近600家中医养生保健机构进行摸底调查，准确掌握南岸区该行业的基本情况、人员资质、卫生状况等经营现状，了解基层卫生执法实务部门的困惑；展开了对中医养生保健服务机构从业人员培训需求和效果的相关调查；探究中医养生保健机构监管地方实践与创新模式。结合国内外相关监管理论和经验，从政府监管和社会共同治理等视角，提出新时期我国中医养生保健机构监管的对策建议。

3 理论基础

政府规制理论。是政府运用公共权力，通过一定的规则，或者具体的行动对个人和组织的行为进行限制与调控，比如有资格的管理机构在中医养生保健领域开展具体行政行为。与本研究相关的主要有四个方面的政府规制，一是准入和退出管制，确保公共服务的稳定供应，以避免出现重复建设恶性竞争或者垄断状况。二是质量管制，通过对公共服务规定标准质量，促使相关主体改进服务质量，从而增进公共利益。三是信息管制。利用公共权力，采取各种政策措施以缓解信息不对称的问题，使服务供给和需求主体处在平等地位上，以维护公平。四是社会性监管，因为信息不对称，比如消费者无法感知产品、服务质量是否合格，需要政府进行准入、标准

① 刘新利．由“养生门”反思中国电视大众文化 [J]. 新闻知识，2010(11):33-34..

以及信息披露等方面的监管。[①]

激励性规制理论。为了提高规制效力，降低规制成本，激励性规制理论应运而生。激励性规制理论侧重于研究如何设计激励机制和设置正面诱因，鼓励企业显露真实的经营信息，从而以最小成本获得规制信息，并刺激企业提高生产和经营效率。

自然垄断产业的政府管制。这类产业需要政府行政机关以强制力为后盾对被管制者活动进行限制。政府管制包括经济管制、社会管制和政治管制。因市场交易双方的信息不对称，企业处于信息优势地位，消费者处于信息劣势地位，政府管制主要以企业及其服务和产品为管制对象，要求企业承担有关产品责任。依托中医理论基础上的中医保健具有一定的专业知识垄断性，外行不容易鉴别服务质量，也不太知晓相关产品质量，容易形成天然的技术壁垒并形成行业垄断，需要政府全过程的持续监管，以防止劣币驱逐良币。

风险管理理论。风险管理是通过对风险的识别、衡量和控制，以最小的成本使风险损失降低到最低程度的管理方法。全面风险管理理念认为，每个成员都应承担与自己行为相关的风险管理责任，从总体上集中管理风险，是一种系统的、有重点的、持续的行为，采用事前风险防范，事中风险预警和及时处理，事后风险报告、评估、备案及其他相应措施。

公共利益理论。公共利益理论一直是主张强化政府规制的最重要的理论依据。它以市场失灵和福利经济学为基础，认为政府规制之所以发生，是由于存在市场失灵问题，需要通过政府规制提高资源配置效率，实现社会福利最大化。公共利益理论认为，政府应保护公众免受私人垄断厂商的侵害。[②]

---

① 杨宏山．市政管理学．第 4 版 [M]. 北京：中国人民大学出版社，2015.

② 朱仁显．公共事业管理概论 – 第 2 版 [M]. 北京：中国人民大学出版社，2009.

第 1 章　中医养生保健服务机构监管

1　概念及研究范畴

1.1　中医养生保健相关概念

1.1.1　中　　医

中医一般指以中国汉族创造的传统医学为主的医学，是反映中华民族对生命、健康和疾病的认识，具有悠久历史传统和独特理论及技术方法的医学体系。传统理论认为中医包括基础理论、临床诊治、预防养生三大部分。①中医以阴阳五行作为理论基础，通过望、闻、问、切的方法，以辨证论治原则，使用中药、针灸、推拿、按摩、拔罐、气功、食疗等多种治疗手段，使人体达到阴阳调和而康复，与西医提倡生理—心理—社会三维的现代医学模式异曲同工。在现今世界的医疗体系中，中医学被归类为替代医学中的分支。

2016 年 12 月国务院新闻办发布的《中国的中医药》白皮书提到，在数千年的发展过程中，中医形成了鲜明的特点。一是，重视整体。中医认为人与自然、人与社会是一个相互联系、不可分割的统一体，重视自然环境和社会环境对健康与疾病的影响。二是，注重“平”与“和”。中医强调和谐对健康具有重要作用，认为人的健康在于各脏腑功能和谐协调，情志表达适度中和，并能顺应不同环境的变化，其

---

① 杨雅琪，蒲川 . 中医养生执业现状及对策初探 [J]. 医学与社会，2012，25(6):52–54.

根本在于阴阳的动态平衡。三是，中医诊疗强调因人、因时、因地制宜，体现为辨证论治，通过望、闻、问、切采集的症状、体征等个体信息，通过分析、综合判断，再根据辨证结果确定相应的治疗方法。

中医发展历史源远流长。西周时期开始有了食医、疾医、疡医、兽医的分工。春秋战国时期，扁鹊提出“望、闻、问、切”四诊合参的方法，奠定了中医临床诊断和治疗的基础。秦汉时期的中医典籍《黄帝内经》，系统论述了人的生理、病理、疾病以及“治未病”和疾病治疗的原则及方法，确立了中医学的思维模式。东汉时期，张仲景的《伤寒杂病论》，提出了外感热病（包括瘟疫等传染病）、内伤杂病的诊治原则和方法。同时期的《神农本草经》，概括论述了君臣佐使、七情合和、四气五味等药物配伍和药性理论。东汉末年，华佗创制了麻醉剂“麻沸散”。西晋时期，皇甫谧的《针灸甲乙经》，系统论述了有关脏腑、经络等理论，初步形成了经络、针灸理论。唐代，孙思邈医学撰写巨著《千金要方》《千金翼方》等 80 余部。明代，李时珍的《本草纲目》创新发展了中药学的理论和实践。清代中期以来，学者开始探索中西医药学汇通、融合。①

1.1.2 养　生

“养生之道得养生焉”是“养生”一词在中国古籍中的较早记载，其含义是慑养身心而长寿。“养生”可以简单解释为保养生命，从专业角度出发则可延伸解释为，通过各种方法颐养生命、增强体质、预防疾病，从而达到延年益寿的目的。养生在我国源远流长，门道繁多，重视心理健康，精神畅通。通过怡养精神，调摄情志，调剂生活等方法，保护和增强人的心理健康，达到预防疾病，延缓衰老的办法。②

国家中医药管理局与国家卫生计生委组织专家制定了《中国公民中医养生保健素养》提到，常用养生保健内容有如下六种。

情志养生：通过控制和调节情绪以达到身心安宁、情绪愉快的养生方法。

饮食养生：根据个人体质类型，通过改变饮食方式，选择合适的食物，从而获得健康的养生方法。

运动养生：通过练习中医传统保健项目的方式来维护健康、增强体质、延长寿命、

① 国务院新闻办 . 中国的中医药白皮书 [R].2016–12.

② 张学梓，钱秋海，郑翠娥 . 中医养生学 [M]. 北京：中国医药科技出版社，2002:145.

延缓衰老的养生方法，常见的养生保健项目有太极拳、八段锦、五禽戏、六字诀等。

时令养生：按照春夏秋冬四时节令的变化，采用相应的养生方法。

经穴养生：根据中医经络理论，按照中医经络和腧穴的功效主治，采取针、灸、推拿、按摩、运动等方式，达到疏通经络、调和阴阳的养生方法。

体质养生：根据不同体质的特征制定适合自己的日常养生方法，常见的体质类型有平和质、阳虚质、阴虚质、气虚质、痰湿质、湿热质、血瘀质、气郁质、特禀质九种。

1.1.3 中医养生保健

中医养生保健，是指在中医理论指导下，通过各种方法达到增强体质、预防疾病、延年益寿的保健活动。中医养生的理念是顺应自然、阴阳平衡、因人而异。中医养生的四大基石是情志、饮食、起居、运动。中医养生保健强调全面保养、调理，持之以恒。中医“治未病”思想涵盖健康与疾病的全程，主要包括三个阶段：一是未病先防，预防疾病的发生；二是既病防变，防止疾病的发展；三是瘥后防复，防止疾病的复发。①

中医养生保健秉持“治未病”的思想。中医理论强调生活方式和健康的密切关系，主张以养生为要务，通过情志调摄、劳逸适度、膳食合理、起居有常等，或者根据不同体质或状态给予适当干预，以养神健体，培育正气，提高抗邪能力，从而达到保健和防病作用。中医保健有推拿、拔罐、刮痧等非药物疗法，这些技术疗法仅需要使用小夹板、刮痧板、火罐等，工具简单，费用低廉，易于推广使用。

1.2 中医养生保健机构

针对我国养生保健市场上出现的诸多问题，为规范中医养生保健服务市场，加强社会上中医养生保健服务机构管理，促进中医养生保健事业的健康发展，我国制定了《中医养生保健服务机构基本标准（试用稿）》，在该基本标准中，对中医养生保健服务机构有明确的定义。中医养生保健服务机构，是指运用中医养生保健的理论、理念及其方法和手段，开展保养身体、减少疾病、增进健康、延年益寿等服务活动，不以治疗为目的（非医疗性质）的独立机构。中医养生保健服务机构所涉

① 国家中医药管理局　国家卫生计生委.中国公民中医养生保健素养，国中医药办发〔2014〕15号.

及服务项目包括咨询指导类、按摩类、熏洗类、艾灸类、贴敷类、拔罐类、刮痧类以及其他以中医理论、理念为指导的各种物理疗法、自然疗法。中医养生保健机构是“不以治疗为目的”的独立机构，从而与中医诊所此类诊疗机构进行了区分。社会办中医养生保健机构不具有医疗性质，不能用创伤性、侵入性或者高危险性技术方法。中医养生保健机构并不是医疗机构的一种，因此在此类机构展开的医疗行为属于非法行医。但目前缺乏明确的规范、标准，以及监管主体对中医养生保健机构进行规制，此类机构暂不属于卫生监督部门预防性、日常监督范围。

1.3　研究范畴

本研究所指的监管对象主要是社会投资（非公办）的中医养生保健机构，具体包括社会办的中医养生保健机构及其人员所提供的服务（不含产品销售）。不包括中医院、中西医结合医院、中医诊所等以治疗为目的的医疗机构，也不包括医院和社区卫生服务中心设立的“治未病”中心，这部分位于医疗机构内部的养生保健部门受到卫生监督部门的统一监管。因为资料的掌握情况，本研究不包括提供“中医”保健服务以外的其他保健机构，如苗医、藏医等少数民族医药，或者健身房、瑜伽馆等，也不包括没有固定场所、临时提供养生保健的“流动”机构。

2　中医养生保健相关发展情况

2.1　中医养生保健行业发展现况

据不完全统计，截至 2012 年，全国中医药人员逼近 50 万大关，年增幅达 13.45%。截至 2013 年全国已有 60 万家中医养生保健产业相关机构，据专家学者测算，仅以中医药技术为主的养生保健服务机构的收益将会在 2020 年突破 4 万亿元。[①]2016 年 12 月，国务院新闻办发布《中国的中医药》白皮书提到，截至 2016 年底，中医药已传播到 183 个国家和地区。据世界卫生组织统计，目前 103 个会员国认可使用针灸，其中 29 个国家设立了传统医学的法律法规，18 个国家将针灸纳入医疗保险体系。中药逐步进入国际医药体系，已在俄罗斯、古巴、越南、新加坡和阿联酋等国

---

① 张浩成，荆春燕 . 国内中医养生保健产业发展现状及前景 [J]. 经营管理者，2015(31):207-208.

以药品形式注册。有 30 多个国家和地区开办了数百所中医药院校，培养本土化中医药人才。总部设在中国的世界针灸学会联合会有 53 个国家和地区的 194 个会员团体，世界中医药学会联合会有 67 个国家和地区的 251 个会员团体。中医药已成为中国与东盟、欧盟、非洲、中东欧等地区和组织卫生经贸合作的重要内容。①

中医服务有效、简便、低廉，发展较为迅速。据世界卫生组织统计，截至 2016 年底，制定传统医学政策的国家有 69 个，制定草药监管法规的国家有 119 个，制定传统医学服务提供者监管法规的国家已经达到了 65 个。国家中医药管理局局长王国强说，中国累计向 70 多个国家和地区派遣的医疗队基本上都有中医药人员。我国已签订中医药合作协议 86 个，先后派出中医技术人员 400 余名前往 40 多个国家援外，得到受援国充分肯定。2016 年中国外文局对外传播研究中心开展了第四次中国国家形象全球调查，调查样本覆盖 G20 中除欧盟外的 19 个成员国的 9500 个样本，调查结果显示，中医药被认为是最具有代表性的中国元素，选择比例达到 50%。在俄罗斯，选择中医作为中国元素代表的比例更是高达 75%，而在 2012 年展开的第一次调查中，中医药还没有进入前 10 名，可见国际社会对中医药的关注度显著上升。②

2017 年国家中医药局发布《关于促进中医药健康养老服务发展的实施意见》，是为应对人口老龄化、加快推进健康中国建设、全方位全周期保障人民健康所提出的重要举措，为了满足老年养生保健和看病就医等健康需求，将中医养生保健纳入医养结合的重要内容。中医药健康养老服务，是运用中医药理念、方法和技术，为老年人提供连续的保养身心、预防疾病、改善体质、诊疗疾病、增进健康的中医药健康管理服务和医疗服务，以及非医疗机构提供的相关服务。文件要求到 2020 年，基本形成社会非医疗性中医养生保健机构与医疗机构、社区和居家养老密切合作的中医药健康养老服务体系。促进中医药与其他产业融合、协同发展，推进中医药体验式服务融入健康旅游、传统文化等项目建设，培育壮大中医药健康养老服务产业。按照“非禁即入”原则，放宽市场准入，凡是符合社会办医、民间资本举办养老机构等规定的，均可依法举办中医药健康养老服务提供机构。国家支持中医养生保健机构及其服务产业带动养老产业发展。

---

① 国务院新闻办公室 . 中国的中医药 [R].2016-12.

② 田雅婷 . 中医药健康中国的“密钥”——国家中医药管理局局长谈中医药发展现状与未来 [N]. 光明日报 .2016-12-08(第 9 版).

为大力扶持社会办中医服务市场，2017 年陆续出台几个配套文件，2017 年 7 月，国家卫生计生委公布《中医诊所备案管理暂行办法》，自 2017 年 12 月 1 日起施行。给社会资本举办中医服务放开了医疗机构前置许可条件，对中医诊所的管理由许可管理改为备案管理，取消事前的审批许可，加强事中事后的监管。《暂行办法》提到对人员资格的要求，“个人举办中医诊所的，应当具有中医类别《医师资格证书》并经注册后在医疗、预防、保健机构中执业满三年，或者具有《中医（专长）医师资格证书》”，从人员资格方面设定了门槛，来保障中医医疗质量。2017 年 12 月 1 日，国家卫生计生委和国家中医药管理局组织发布《中医诊所基本标准》和《中医（综合）诊所基本标准》，提到“中医诊所是指在中医药理论指导下，运用中药和针灸、拔罐、推拿等非药物疗法开展诊疗服务，以及中药调剂、汤剂煎煮等中药药事服务的诊所，中医药治疗率 100%”。“中医（综合）诊所是指以提供中医药门诊诊断和治疗为主的诊所，中医药治疗率不低于 85%。”两者的区别是综合诊所可提供中医为主、西医补充的两种服务。因此，需要加强中医诊所的事中事后的监管，预防“挂羊头卖狗肉”，备案是开中医诊所，实质办西医等行为。2017 年 11 月，国家中医药管理局官网发布解读《中医诊所备案管理暂行办法》，强调中医诊所的业务范围是：“在中医药理论指导下，运用中药和针灸、拔罐、推拿等非药物疗法开展诊疗服务，以及中药调剂、汤剂煎煮等中药药事服务的诊所。一是规定中医诊所不得提供西医西药服务；二是并非所有的中医药服务都可以开展，对所开展的技术存在不可控的医疗安全隐患和风险的不得在中医诊所开展，如中医微创类技术、中药注射剂、穴位注射等。”[①] 由上述中医诊所配套规范和标准可见，因为非禁即入，因此限定了此类机构的服务范围，从而降低不可控的医疗安全隐患和风险。可以预见，这个利好政策将促进带动受过正规训练的中医医生，通过举办中医诊所来提供中医医疗和保健服务，而服务范围覆盖了当下中医养生保健机构核心技术业务，一定程度上会加强中医养生保健市场的技术力量，并与社会办的中医养生保健机构展开有质量的竞争。这对中医养生保健机构的发展而言，是挑战，也是走向正规化的契机。

---

① 国家中医药管理局 .《中医诊所备案管理暂行办法》解读 [EB/OL].http://www.satcm.gov.cn/zcfgyjds/zcwj_158/201711/t20171116_38043.html.acess in 2018.1.4.

2.2　中医养生保健机构发展情况

2015 年《中国卫生和计划生育统计年鉴》数据有关于中医诊疗机构的统计，但没有关于中医养生保健机构的统计，因为社会办的养生机构并不属于卫计委管辖。因此，无法得知全国整体机构水平和情况。但是有文献研究提供了典型地区的情况，可以了解一些共性问题。

有学者用 CNKI 搜索中文文献进行系统综述，截至 2015 年 8 月，纳入 2921 篇中医养生保健文献，发现 2001—2015 年发文量快速增长，占文献总数的 90.4%。总体来看，我国学者越来越重视对中医理论的重视和研究，情志和食疗成为近 30 年来中医养生保健研究热点，2000—2015 年，健康服务管理受到关注。[①]

截至 2017 年 12 月，有学术文献报告上海浦东新区、北京、苏州、重庆南岸区的中医养生保健机构的摸底情况，呈现出一些和民众普遍感知、媒体报道相一致的情况。当下中医保健机构有很多不规范的现象。2014 年，上海市浦东新区对辖区内 1212 家中医养生保健服务机构进行现场走访调查。调查结果显示，中医养生保健服务机构有待规范，需要大力的加强监督与管理。1212 家中医养生保健服务机构平均每家营业面积为 175.5 ± 274.1 平方米，平均从业人员 4.7 ± 4.4 人。5694 名从业人员中，持证上岗者 588 人，持证上岗率为 10.3%。从业人员不低于 3 人的保健机构共 990 家，占 81.7%。中医养生保健服务机构中共发现存在违规行为单位 104 家，总体违规率为 8.6%。中医养生保健服务机构准入及监管法律法规缺乏；中医养生保健服务机构硬件条件不达标；中医养生保健服务体系尚未建立[②]。对苏州市中医养生保健服务机构持证状况的调查显示，共调查机构数 236 家，其中有卫生许可证的有 119 家，占总数的 50.4%，无卫生许可证的有 117 家，占总数的 49.6%，有证和无证基本持平。也反映出中医养生保健机构的行业性规范的执行力度不强，监管十分薄弱。[③] 重庆南岸区 519 家中医养生保健机构的调查发现，约 48.94% 的机构营业面积小于 100 平方米，

---

① 周永莲，陈伟，沈绍武 . 基于 CNKI 的中医养生保健文献计量学分析 [J]. 中国中医药信息杂志，2016，23(10):38–41.

② 刘艳，郁东海，夏春霞，等 . 上海市浦东新区中医养生保健服务机构现况调查 [J]. 医学与社会，2014(7):59–61.

③ 陆俊成，胡志俭，蔡平，等 . 苏州市中医养生保健服务机构现状调查与分析 [J]. 中国卫生监督杂志，2014(5):460–463.

2.12% 的机构超过 1000 平方米，平均每个机构配备从业人员 (3.05 ± 3.58) 人，不低于 3 人的保健机构共 304 家，占 52%。机构开展的经营项目数量平均值为 (1.47 ± 0.73)，1639 名从业人员持证上岗率为 10.49%。中医保健机构合规率仅为 10.96%。[①] 北京市中医养生保健机构的调查类似，存在不同程度服务不规范、标准缺失等问题。[②] 一些普遍特点如机构规模小而经营状况混乱、总体服务欠规范、违规情况时有发生。

2.3　中医保健机构不规范现象及纠纷解决

2.3.1　中医保健机构不规范现象

中医保健需求巨大，很多地方政府开始大力促进中医医疗、养生保健服务与旅游产业相结合的中医养生保健文化旅游产业。但在中医、民族医学也面临失传、后继无人、中医国粹需要抢救的同时，中医养生保健技术挖掘不够，技术研究和推广环节薄弱。

当下，社会各类中医养生保健服务机构的从业人员学历较低，缺乏专业的中医技术的培训经历，服务质量参差不齐。一些保健机构存在虚假宣传、蒙蔽顾客的现象。除了保健服务项目以外，机构还“暗度陈仓”，兜售大量的保健品、药品，中医保健机构已经成为保健品市场的主要营销渠道之一。在大街小巷、宾馆、商务楼、写字楼以及一些居民小区里，很轻易地可以看到各类打着中医养生旗号的各类休闲会所、美容院、减肥中心等机构。这些机构大多广告其提供中医养生保健服务，以按摩、刮痧、拔罐、艾灸等最为普遍，也有夸大宣传对治疗颈椎病、腰椎病，以及排毒养颜、疏通经脉、减肥等有明显功效，甚至有些机构还违规打出包治百病、立竿见影、疗效显著的宣传口号。

2014 年《关于打击非法行医专项行动中有关中医监督问题的批复》提到，在中医医疗监督工作中，常发现以涉及中医药的“预防”“保健”“养生”“气功治病”“医学研究”“疾病研究”“健康咨询”“理疗”等为名，或假借中医理论和术语开展宣传、培训、讲座、体验等涉嫌虚假宣传、欺诈消费者，牟取不正当利益的行为。由于缺

---

① 嵈怡，鄢庆波，池苇，等 . 重庆市南岸区社会办中医养生保健服务机构现况调查 [J]. 医学与社会，2017，30(10).

② 童元元，赖南沙，张华敏，等 . 北京市中医养生保健机构现状调研 [J]. 中国中医基础医学杂志，2016(4):492–493.

乏服务技术标准和规范，中医养生保健机构内发生的处置不当所导致的伤害事故甚至死亡事件时有发生。

有媒体报道，2017 年 6 月，一位新西兰华人女子在奥克兰的中医馆接受中医疗法艾灸治疗之后，回家发现身体已经被严重灼伤并发生感染，被紧急送往医院。但是，该中医馆不承认有任何责任。薛女士向新西兰医疗事务机构和卫生部提起投诉。新西兰卫生部承认，目前新西兰对于中医的行业管理还很不足，因为新西兰没有任何监管机构对中医行业进行监管，在过往两年内，新西兰一共发生过 4 次中医馆因为艾灸治疗造成病人严重烧伤的事件。经常可以看到很多本地报纸招聘中医从业人员，而且无需任何医学经验，中医馆就为他们签发工作签证，甚至留学生都可以兼职，这也导致新西兰的中医行业鱼龙混杂，从业人员职业水平严重不足，给社会带来了严重隐患。[①] 类似以上案例，国内外都有不少报道，尽管中医养生服务遍布全世界，但上述的人才缺乏、入行门槛低、监管缺失的现象是制约中医保健行业发展的瓶颈。

2017 年上半年一则新闻关于养生保健机构乱象调查被广为转载，引发普遍关注。2017 年 4 月，济南的石女士花了 8800 元在一家养生馆购买了拔罐排毒的理疗服务，一个疗程 8 至 15 天，一天三次，每次 40 分钟。从第 4 天起，她开始发烧，背部因拔罐出现脓肿。而养生馆工作人员称这正是在排毒，发烧也有利于排出毒素。第 9 天，石女士因昏迷被送进医院。医生诊断其背部因拔罐出现二度烫伤，需住院治疗。[②]

各类中医养生馆、美容美体馆遍地开花。不少店面营业执照中只有美容美发或健身洗浴服务，却做着跨界业务，比如足疗店里做推拿、刮痧；美容店可艾灸、拔罐。有业内人士表示，“不管注册成什么都可以干养生保健，注册公司就去工商局批，注册为盲人按摩就去残联批，注册为研究院等社会团体就去民政局批。批下来之后，只要不出事，民不举官不究。”绝大多数养生机构处于监管盲区。2017 年卫计委主要管有医疗机构执业许可证的单位，对这些非医疗机构的养生馆没有执法与处罚权；工商部门主要负责企业主体资格审核、经营行为规范及消费纠纷查处，很难对其经营项目的专业性有效监管；而馆内的保健品药品归食药监部门管，但也不是所有养生馆都出售，

---

① 奥克兰华人女孩进行中医治疗造成重伤，医馆老板拒不担责，中医在新西兰陷入信任危机 [EB/OL].http://www.sohu.com/a/152981854_221503.

② “注册成什么都可以干养生保健”——养生保健机构乱象调查 [N].2017-05-26. 新华每日电讯（第 5 版）.

也难发现。一位卫计委工作人员提到，看似谁都能管，但其实谁都没法真正管。往往是出问题了，才由卫计委联合工商、食药监等部门联合行动，但多部门执法还没有完善的机制，协调起来存在困难。[①] 多头监管下的监管空白问题一直存在。

社会上的更多灰色地带是临时租用的场所开展的保健产品营销，免费体验、健康讲座、亲情服务，暗藏陷阱，老人遭诈骗之后，却因取证困难或对方人去楼空，陷入维权困局。2017 年 11 月 18 日，《山西晚报》题为"听讲座就能领鸡蛋，小广告发到工商局副局长手里"的文章，报道了工商局依法查处一起涉嫌欺诈老年人推销保健品团伙案件，引起媒体广泛关注，53 岁朔州工商局副局长成为"卧底"，揭发保健品营销市场，但无奈提及很难将执法活动继续开展下去[②]。副局长打假揭露的当场，有受骗的老人已经被洗脑，甚至会主动维护卖家。这也揭示了老人容易被骗，也很难主动举报类似行为。

就课题调研重庆南岸的摸底调查来看，汗蒸馆、生活美容店、足疗店、洗浴场所是卫生监督执法机构开展公共场所日常的监管对象，这些机构一般办理了工商营业执照和卫生许可证等相关证照，但是推拿按摩店（盲人按摩）、理疗店、减肥（美体）中心、体验（养生）馆等行业不属于公共场所监管范围，很多机构在居民小区租房即可，比较隐蔽，属于无证经营。2017 年中华人民共和国国务院令第 684 号公布《无证无照经营查处办法》，自 2017 年 10 月 1 日起施行。这一办法对养生保健产品无固定场所经营、临时租用场地销售的情况会有一定的规范，但效果还有待观察，因为"流动的"养生保健活动隐蔽性强，如果没有群众举报，不易被发现。

2.3.2　中医养生保健服务的纠纷解决

遇到养生保健机构的劣质服务和产品所导致的人身伤害，消费者一般是与商家协商解决，或请记者曝光，或投诉消费者协会，据统计，2016 年全国消协组织共受理消费者卫生保健服务类投诉 2725 件，而 2015 年是 516 件，投诉数量上升 5 倍多，其中不少是关于养生保健的投诉。[③] 投诉呈现爆炸式增长趋势。但是，真正走入司法

---

① 养生保健为何多雷区："神医"霸屏 谣言满"圈"[EB/OL].http://www.sohu.com/a/153146753_123753，2017-06-30.

② 张渺 . 卧底局长 [N]. 中国青年报，2017-11-29(第 10 版).

③ "注册成什么都可以干养生保健"——养生保健机构乱象调查 [N].2017-05-26. 新华每日电讯（第 5 版）.

途径解决的非常少。关于协商、调解解决中医养生保健机构的公开资料较难获得，以下从司法判例对此类纠纷解决进行剖析。

截至2017年12月16日，通过“中国裁判文书网”搜索案例库中与“养生保健”相关的司法判例共计292件，剔除知识产权、劳务纠纷、营销经营纠纷、名誉权纠纷、保健品销售等判例，与本研究谈及的中医养生保健机构相关的案例仅有7例，其中人身损害民事纠纷纠纷4例、行政纠纷2例、非法行医1例。人身损害民事纠纷中，有2例纠纷仅是在养生保健机构场所内因为跌落伤提起的诉讼，属于公共场所负责人应尽善良管理人责任的纠纷，而不涉及中医养生保健的具体业务。严格意义上而言，与中医养生保健业务相关的判例仅5例。

2例与养生保健机构业务相关的民事纠纷，其中1例是患有妊娠糖尿病的妇女宋某，听信某传统文化培训学校的咨询建议，不到正规医院进行血糖控制而死亡的案例，临床诊断死亡原因为“酮症酸中毒引发心肺功能衰竭”。司法鉴定意见为：酮症酸中毒致心、肺等多脏器功能衰竭死亡。关于养生保健机构的咨询建议与宋某死亡的因果联系，法院最终认定宋某的死亡系因其自身疾病导致。法院认为被告应对宋某的死亡承担10%的赔偿责任。

另1例民事纠纷，是孙某与某中医诊所有限公司的纠纷，孙某因类风湿关节炎引发右膝发炎、肿胀、疼痛影响右膝灵活度造成跛行。2010年1月3日孙某前往某诊所治疗，接诊医师阮某以中药汤剂、短期外敷药以及药酒等处方为孙某进行治疗。在孙某就诊一年半的时间里，主治医师阮某一直采用一些非常规手段为孙某进行治疗，包括拉筋法、敲打法、揉腹法、刮痧等。2011年4月29日孙某按照阮医生的推荐到某太极馆办理了会员手续并缴纳费用3000元。2011年9月22日孙某到望京医院进行诊治，某诊所知孙某的右膝关节损伤与练习太极拳有关并被要求立刻停止练习太极拳。2011年12月12日至2012年1月20日孙某在中国中医科学院望京医院风湿科病房住院治疗。经该院中医诊断为“尪痹，肝肾亏虚、痰瘀痹阻证”；西医诊断为“类风湿性关节炎，混合性结缔组织病”，根据该院2011年12月13日超声诊断报告，孙某双侧髌上囊积液，右侧膝关节滑膜增生并关节软骨退行性改变。孙某认为，某诊所在为孙某提供诊疗过程中存在过错，与其右膝关节损伤存在直接因果关系，故诉至法院请求判令该诊所赔偿。法院院认定医师指导下的太极拳属于诊疗活动，孙某的损害后果系原发疾病与医疗侵权行为共同导致，医疗侵权因素在造成损害后果的原因中占有 50% 的比例，按这个比例进行相关赔偿。孙某至某太极馆练习太极拳系某诊所的医生推荐，且该项诊疗措施存在严重错误，故本院判决孙某已支付某太极馆的会员费 3000 元由某诊所向孙某进行赔偿。

1 例刑法判例的非法行医罪不是发生在养生保健机构，而是相关人员的上门服务。熊某自学火疗法。2015 年 4 月 17 日，经孙某某介绍，熊某到白某家用火疗的方法给白某治疗牛皮癣。熊某先后给白某的前胸、后背、大腿、小腿、脚心等处进行了火疗疗法。4 月 25 日 15 时许，熊某给白某做火疗时，白某出现头晕。4 月 26 日中午，熊某到白某家得知白某头晕、恶心，25 日晚呕吐了一夜。白某的弟弟白某乙给熊某某打电话说白某病情加重，现在商洛市中心医院治疗，熊某某陪同白某的家人给白某做各项检查，后因病情严重，转院至西安唐都医院，熊某离开。4 月 27 日，白某死亡。经某鉴定中心法医病理司法鉴定，白某系患慢性肾小球肾炎继发急性肾功能衰竭而死亡，治疗过程中使用酒精为死亡的诱发因素。法院认为，熊某在未取得医生职业资格的情况下，用火疗的方法从事医疗活动，在治疗过程中使用酒精系导致白某罹患慢性肾小球肾炎继发急性肾功能衰竭死亡的诱发因素，其行为已构成非法行医罪。

2 例行政纠纷都涉及养生保健机构负责人对地方卫生局卫生行政处罚的不服而提起的诉讼。其中一例是，市卫生局卫生行政处罚，2014 年 1 月 16 日，李某经瑞安市工商局注册登记取得个体工商户营业执照，名称为某保健咨询中心，核定经营项目为保健咨询服务。2014 年 5 月 7 日，某市卫生局对李某所开办的上述场所进行查处，现场查获处方笺 5 张、中草药柜 8 个、中药货架 2 个、铜秤 4 个以及中药材若干等物。经调查认定，李某未取得医疗机构执业许可证及医师资格证书，自 2011 年 8 月起在上述场所从事中医诊疗活动，因此做出行政处罚。一审支持卫生局。李某上诉，李认为其自 2014 年 1 月 16 日开始为客户提供养生保健方面的咨询与建议，并收取相应咨询费用，虽然偶尔因咨询对象要求开具处方，但属于一般性经营活动。不是中药诊疗活动，请求撤销原判及被诉行政行为。二审法院认为李某主张其 2014 年 1 月 16 日开始从事为他人提供养生保健咨询等是非诊疗的一般性经营活动，缺乏事实依据，且与其原陈述内容矛盾，不予采信。确认原告违规证据事实，但行政处罚依据有误，因李某不是执业医师，不应按执业医师法进行处罚，依据适用错误，二审责令卫生局对李某重新做出行政处罚决定。

另一例是，某开发区九 X 中心有个体工商户营业执照（2010 年 11 月 25 日登记注册），业主为石某某，未取得《医疗机构执业许可证》，经营范围是中医预防、保健、亚健康调理；健康管理服务；滋补保健类中药材销售及应用；中医养生产品研发及销售；中医预防性技术研究；保健医学临床技术研究；心、肺多脏衰竭的药物临床研究。营业执照明确经营范围中涉及行政许可经营的除外。2014 年 8 月 21 日，接群众举报，要求相关部门对九 X 中心是否有执照、是否经过审批、出售的中草药是否假药进行查处。2014 年 8 月 27 日，卫生局立案受理。2014 年 8 月 27 日，卫生局对九 X 中心进行现场检查，现场检查发现九 X 中心经营场所有听诊器、血压计等器械，射干、黄芩、麻黄等物品。卫生局对现场检查情况进行了视频拍摄取证，制作了现场检查笔录，并对九 X 中心业主石某某进行了调查询问，石某某确认检查中发现的使用后的针灸针是其之前为客人针灸使用。卫生局决定责令立即停止开展诊疗活动，没收中药饮片、器械，罚款人民币 3000 元。石某某不服该行政处罚决定书，向某市人民政府申请行政复议。2015 年 2 月 26 日，某市人民政府行政复议决定书，维持卫生局作出的具体行政行为，石某某遂提起行政诉讼。法院支持卫生局，石某上诉，二审法院驳回上诉，维持原判。

上述司法判例可见，5 个判例都是经历了至少 1 年多，有些 2—3 年，经历一审、二审等诉讼程序，司法途径耗时长、证据复杂、因果关系一般需要第三方鉴定，花费高，且判决结果不一定能支持消费者。司法途径解决仅占养生保健纠纷很少的比例，其他维权路径的救济缺少证据支撑，是否公平不得而知，消费者受到伤害维权不易，也缺乏一些便民的纠纷解决途径，因为关乎健康权和生命权，有必要建构高效公允的养生保健机构相关服务的维权渠道。

3　我国中医养生保健机构监管困境

自政府倡导“治未病”促进措施实施以来，我国中医养生保健机构的发展迅猛，除了公立医疗机构新设的治未病中心，社会办养生保健机构数量增加，从业人员增多，高校也新增相关专业。但民办养生保健机构乱象一直存在，包括养生保健服务广告铺天盖地，有些机构甚至打各种旗号欺骗百姓，真假莫辨。养生保健机构准入门槛低，在获得工商经营许可之后即可开张纳客，技术水平、服务能力和人员培训方面缺乏约束机制，这些乱象使中医养生保健服务整体发展陷入诚信危机。我国中医养生保健机构监管的法律依据有待开发，行业准入标准低，机构鱼龙混杂，从业人员参差不齐，政府监管乏力，消费者维权难。归纳中医养生保健机构监管的困境如下。[①]

3.1　中医保健服务规范和标准滞后

2012 年国家中医药管理局出台了《中医养生保健服务机构基本标准 (试用稿)》，当时的卫生部修订了《公共管理条例实施细则》，然而相关上位法没有修改，不支持卫生行政部门对养生保健机构的准入管理。[②]2017 年 7 月实施的《中华人民共和国中医药法》对中医养生保健的约束非常笼统，配套文件《中医养生保健服务管理规范》在征求意见中，2018 年即将出台。

从 2005 年开始，国家相关部门先后下发了《关于中医推拿、按摩等活动管理中有关问题的通知》《中医养生保健服务机构基本标准 (试用稿)》等文件。明确规定了在疾病诊断基础上，按照中医理论和诊疗规范等实施的中医推拿、刮痧、拔罐等项目被认定为医疗行为，必须在医疗机构内进行，医疗机构不得开展。尽管中医治疗行为被排除，但中医养生保健服务的规范和标准滞后。一些学会出版了相关操作规范仅属于技术和学术探讨范畴，比如《中医保健技术操作规范》[③]，属于自愿遵守[④]而非强制推行，行业遵从效果不佳。社会办中医养生保健服务机构缺乏政府监管与执法依据，局部地区试点探索监管措施。

3.2　存在超范围经营、违法成本低

中医养生服务不得具有医疗性质。2014 年国家中医药管理局办公室、国家卫生计生委办公厅曾联合发文《关于打击非法行医专项行动中有关中医监督问题的批复》，界定中医诊疗活动是以疾病诊断和治疗为目的，以此区分中医预防保健和中医诊疗。规定针刺、瘢痕灸、发泡灸、牵引、扳法、中医微创类技术等项技术及其他具有创伤性、侵入性或者高危险性的技术方法，非医疗机构及其人员在经营活动中不得使用。

---

① 峗怡 . 中医养生保健服务机构监管问题研究 [J]. 中国卫生政策研究，2017，10(7):47–52.

② 曾立维，刘堃，张洪，等 . 养生保健机构现状调研及涉嫌非法行医监管思路 [J]. 中国卫生监督杂志，2012，19(6):584–587.

③ 中华中医药学会 . 中医保健技术操作规范 [M]. 北京：中国医药科技出版社，2010.

④ 刘剑峰，全逸先 . 首批中医保健技术操作规范发布消费者维权将有法可依 [J]. 中国卫生标准管理，2010(5):73–74.

然而事实上中医保健技术和中医医疗技术有交叉融合，例如艾灸、推拿用于治疗疾病就属于医疗技术范畴，用于治未病就属于保健技术范畴[①]，这就很难区分养生保健机构所开展的服务是否属于涉医行为，商家也在模糊界限边游走，超范围经营。

《刑法》第三百三十六条规定非法行医罪。非法行医指无医生执业资格从事诊疗活动，包括在医疗机构中从事诊疗活动和擅自开业从事诊疗活动。但是，非法行医罪在客观方面表现为非法行医情节严重的行为，入罪标准较高。情节严重，一般指非法行医，屡教不改的；骗取大量钱财的；损害就诊人身体健康的等。其中严重损害就诊人身体健康的是指《医疗事故处理办法》第六条所称的二级医疗事故和三级医疗事故，二级医疗事故指造成就诊人严重残疾或者严重功能障碍的，三级医疗事故是指造成就诊人残废或者功能障碍的。如果保健场所没有使用中医治疗等术语，也没有宣传治疗作用，中医养生保健机构行为较为隐蔽，即使有中医非法行医之实，也很难受刑罚处置。

如果消费者没有严重致死、致残，很难上升到非法行医罪追究法律责任，处理中医养生保健机构的超范围经营主要是行政处罚，即“行政主体对行政相对人违反行政法律规范，破坏行政法律秩序尚未构成犯罪的违法行为，根据法定权限、按照法定程序实施的惩戒性的具体行政行为”[②]。在具体事件中的处罚又以罚款、警告为主，很少直接关闭涉事机构，并且罚款的数目一般较低，无法达到惩戒作用。

3.3 从业人员良莠不齐，保健技术资格认定混乱

社会办中医养生保健行业极少有中医科班毕业的人才，大多数从业人员一般仅仅是经过了养生保健机构内部培训，甚至有些只是跟着经验略为丰富的按摩师积累一些经验，就正式上岗了。[③] 从业人员素质和技术水平参差不齐，并没有经过专业系统的培训；持证上岗也是有的持健康合格证，有的持卫生知识培训合格证，有的持中医推拿按摩培训证书等。以上各种现象都严重危害消费者的利益，甚至危及消费者的身体健康和生命安全。

虽然《中医养生保健服务机构基本标准(试用稿)》要求：“从事中医养生保健

① 程芳，翁琦，刘薇，等.中医保健技术服务现状及监管建议[J].上海预防医学，2014(3):146-148.

② 王学辉.行政法与行政诉讼法学[M].北京：法律出版社，2015.144.

③ 程勇，石云，蔡铁明.关于发展中医保健服务业的探讨[J].中医药管理杂志，2011，19(7):605-608.

服务的工作人员应具备国家有关部门颁发的相应资质证书。”“中医院校毕业人员从业，需经县级以上卫生行政部门组织或其认可的机构培训并考核合格。”实际上，从业人员只需取得健康证就能上岗，缺少对其在专业背景和职业资格方面的严格要求。[①] 持证方面大多数是《健康合格证》《卫生知识培训合格证》或者劳动部门颁发的其他职业资格证书等。[②] 从业人员中鲜有毕业于中医院校或经过正规养生保健机构培训并考核合格，大多仅经过短期的内部培训，培训内容五花八门，对于实践中需要的知识，更多的是养生保健机构的前辈在实践中临时指导而获得。

2017 年 9 月，国家中医药管理局中医师资格认证中心（国家中医药管理局职业技能鉴定指导中心），以下简称认证中心，发布消息称，“陆续接到关于民族医医师资格、中医师承或确有专长、康复理疗师、带电推拿技术师、健康管理师、调理保健师等性质及真实性等问题的咨询与举报。经调查发现，确有个别培训机构存在过度夸大虚假宣传和误导言辞，混淆概念，甚至冒用中心的名义，违规收取考生高额费用现象，制作假证的违法行为，认证中心澄清三个方面：一是，认证中心从未颁发过《民族医医师资格证》《中医师承或确有专长证》，且国家并无《民族医医师资格证》，也从未委托过任何机构或个人以任何形式举办民族医、中医师承或确有专长学术交流会及考前培训班。二是，认证中心从未颁发过康复理疗师、带电推拿技术师、健康管理师、调理保健师、中医药行业职业规范化培训技能证书等职业资格证书。当前，国家对职业资格实行清单式管理，国务院于 2017 年 9 月 12 日公布了国家职业目录清单，中医药行业目录清单仅有保健调理师、中药炮制工、药物制剂工三项。三是，请广大公众关注相关网站，注意识别此类信息，谨防上当受骗。”[③] 人力资源社会保障部印发《人力资源社会保障部关于公布公家职业资格目录的通知》（人社部发〔2017〕68 号），认定的国家职业与中医保健机构相关的仅“保健调理师”，而且属于水平评价类职业资格，这类资格是具有较强的专业性和社会通用性，技术技能要求较高，行业管理和人才队伍建设确实需要的种类。技能人员的职业资格实施部门（单位）为国家中医药管理局职业技能鉴定指导中心。目录之外一律不

---

① 程勇，石云，蔡轶明 . 关于发展中医保健服务业的探讨 [J]. 中医药管理杂志，2011，19(7):605–608.

② 曾立维，刘堃，张洪，等 . 养生保健机构现状调研及涉嫌非法行医监管思路 [J]. 中国卫生监督杂志，2012，19(6):584–587.

③ 秦宇龙 . 国家中医药局中医师资格认证中心发布声明 [N]. 中国中医药报 .2017–09–25.

得许可和认定职业资格。目录清单之外职业由行业组织管理，开展职业等级评价，但不得变相开展资格资质许可和认定，证书不得使用中华人民共和国、中国、中华、国家、全国、职业资格或人员资格等字样和国徽标志。[①] 各种类型机构的技术资格证书证出多门，保健人员技术资格认证不统一，滋生了从业人员没门槛、买假证等情况，给社会上大量从事养生保健行业的准入和执法监督带来困难。

3.4 监管主管部门缺失，多头监管且无实质监管

由于中医养生保健服务范围广，涉及的管理部门多，因而中医服务保健机构存在着难监管、监管力度较弱、行业秩序混乱的现象，管理部门可包括工商、卫生、税务、人事、公安等多政府部门，但没有一个主管部门来牵头统筹管理。既是多头管理，又是无头管理，行业管理混乱，不利于整个行业发展[②]。社会办中医养生保健服务机构只需在工商行政部门登记并取得卫生许可证即可营业。卫生行政部门对养生保健服务机构没有直接的监管权力。医疗机构出现问题，可以进行卫生监督和处罚，但非医疗机构不属于医疗机构，所以不在卫生部门管辖范围之内。仅出现非法行医问题，卫生局可以进行处罚。但日常状况下，在未获取非法行医投诉、举报等线索时，卫生监督部门仅能对其进行公共场所监督，而非中医保健服务质量监督。众多美容院、洗浴会所、按摩店等，均以中医保健为旗号招揽生意。根据《公共浴室卫生标准》及《理发店、美容店卫生标准》规定，理发店、美容院（店）应有健全的卫生制度，有消毒设施或消毒间……店内应设理发、美容工具洗涤消毒的设施……公共浴室应设有更衣室、浴室、厕所和消毒等房间。这些最基本的标准远无法保证中医养生保健服务的质量。

目前提供中医养生保健服务的非医疗机构主要为工商注册登记的企业，机构设立、登记的行业前置审批仅卫生许可证一项，缺少中医服务的专业资质审查，对提供中医养生保健服务所需具备的专业人员、场所与环境、设备设施、相关的规章制度都没有提出专业要求。[③] 工商部门缺乏评价指标，无法评定其质量的优劣。工商部

---

① 国家中医药管理局中医师资格认证中心郑重声明：这些证书都是假的！[EB/OL].http://www.sohu.com/a/193877173_99960267.

② 2009年中医药发展研究报告课题组 . 中医药保健产业成为我国经济新增长点 [N]. 中国中医药报，2010-01-22.

③ 胡凌娟，李瑞锋，文占权，等 . 中医养生保健市场存在的问题及监管模式 [J]. 中国医药导报，2014，11(30):116-119.

门只能负责经营范围是否超标或宣传是否虚假。

食品药品监督管理局主要负责制定中药监督管理规范并组织实施，拟定中药质量标准，组织制定中药材生产质量管理规范，中药饮片炮制规范并监督实施，组织实施中药品种保护制度，但中医养生保健服务不在此列。

根据现行制度，养生保健机构在经营过程中需要受卫生部门、工商部门、质量监督部门等多个部门的共同管理，却并无一个部门对中医养生保健服务质量进行主导管理。基本上是各部门各管一块，多头管理给实质监管留下空白。卫生部门按照有关法规监管从业人员的健康、美容院卫生条件与设施、消毒情况等方面核发卫生许可证；工商行政部门只是针对是否合法经营进行监管，负责核发工商营业执照，并就经营范围进行监督，而中医养生并不在经营范围内；质检部门和食品药品监督部门则负责对美容院的产品进行监督。卫生、工商、质检等部门多头监管，无法形成权威科学的全面监管体系，使得监管的效力大打折扣。

3.5　民众健康素养低下，很难开展消费者监督

民众很难正确地判断中医保健服务质量。健康素养是指个人获取和理解基本健康信息和服务，并运用这些信息和服务做出正确决策，以维护和促进自身健康的能力。提升城乡居民健康素养，有利于提高广大人民群众发现和解决自身健康问题的能力，也是《“健康中国 2030”规划纲要》的健康目标指标之一。

自 2008 年开始，原卫生部组织开展居民健康素养监测。2017 年 11 月，国家卫计委发布《2016 年我国居民健康素养监测结果》，2016 年，国家卫生计生委宣传司委托中国健康教育中心组织 31 个省级健康教育专业机构，开展了第六次全国城乡居民健康素养调查工作。调查覆盖全国 31 个省（自治区、直辖市）336 个区县监测点。调查结果显示，2016 年中国居民健康素养水平为 11.58%，较 2008 年的 6.48% 增长了 5.1 个百分点，较 2015 年的 10.25% 提高 1.33 个百分点，继续保持稳定上升态势。从知识、行为和技能来看，2016 年中国居民基本知识和理念素养水平为 24.00%，健康生活方式与行为素养水平为 9.79%，基本技能素养水平为 15.57%。从主要公共卫生问题来看，2016 年中国居民安全与急救素养 46.00%、科学健康观素养 36.18%、健康信息素养 19.13%、传染病防治素养 16.38%、基本医疗素养 12.76% 和慢性病防治素养 11.48%，均较 2015 年有不同程度提升。但我国居民健康素养水平总体仍然较低，城乡、

地区、人群间发展不均衡，人民群众对各类健康问题的认识水平不均衡；健康生活方式与行为素养提升较慢。①

为了解整个中医药知识的普及情况，准确掌握广大民众对中医养生保健知识的了解、掌握、应用，2014年国家中医药管理局和国家卫计委共同开展了首次全国的《中医养生保健素养调查》，历时1年多的时间，在全国31个省区市选择了121个城市点和127个农村点开展入户调查，走访了20213名城乡居民，对象是19—59岁的常住人口，回收了19117份问卷，达到了94%的有效率。主要有以下几方面的结论。②

一是，全国中医药科普普及率为84.02%，其中农村普及率为77.30%，社区普及率为90.77%，家庭普及率为84.02%。中医药科普形式重要性依次为：大众媒体宣传 > 中医药科普知识宣传栏（宣传墙）> 义诊讲座等科普活动 > 医护专业人员科普 > 中医药科普知识宣讲场所。

二是，中国公民中医养生保健素养水平为8.55%。其中，公民对体质养生保健、日常起居养生保健和饮食养生保健知识掌握相对较高，对养生保健理念和养生保健信息理解能力次之，对家庭适宜方法、运动养生保健和情志养生保健知识掌握较低。年轻人中医养生保健素养水平高于老年人；文化程度越高，中医养生保健素养水平越高。

三是，全国中医药科普工作情况、中国公民中医养生保健素养水平存在较大的城乡、地区差异。城市中医药科普普及率高于农村13.47%。城市居民中医养生保健素养水平显著高于农村居民，两者相差10.53%。东部地区中医养生保健素养水平高于中部地区，中部地区高于西部地区。

除了上述官方调查，2015年，民间也有关于城镇居民中医养生状况的调查。由中华中医药学会和无限极（中国）有限公司共同发起和实施《2015年全国城镇居民中医健康状态与养生状况调查报告》，尝试从中医的角度解读呈现当前我国城镇居民的健康及养生状况。调查显示，我国城镇居民中医健康养生指数为58.7分，其中健康状态69.1分，养生状况46.0分。从健康状态来看，较突出的问题是血虚、阳虚、

① 国家卫计委.2016年我国居民健康素养监测结果发布[EB/OL].http://www.nhfpc.gov.cn/zhuz/xwfb/201711/308468ad910a42e4bbe9583b48dd733a.shtml.

② 全国中医养生保健素养调查新闻发布会[EB/OL].http://www.china.com.cn/zhibo/2016-03/31/content_39629094.htm.

气虚与胃肠积热。从养生状况来看，精神紧张、不良情绪、过度劳累、久坐不动、吃饭过饱、熬夜晚睡是影响健康的六大因素。其中，精神紧张与不良情绪对健康的影响最大；熬夜晚睡与久坐不动出现的比例最高。数据显示，75.6% 的人熬夜晚睡，72.9% 的人久坐不动。其中，年轻群体的中医健康养生指数 55.2 分，得分较低，尤其是养生状况 41.8 分，他们的主要不良习惯是熬夜晚睡与久坐不动。在养生保健方面，中医药参与率达到了 88%；在愈后康复方面，中医药参与率达到了 93%；在健康教育方面，涉及中医药内容的占 70%。[①]

2017 年 7 月，中国青年报社社会调查中心联合问卷网，对 2008 名受访者进行的一项调查显示，受访者中，“00 后”占 1.3%，“90 后”占 22.6%，“80 后”占 53.3%，“70 后”占 17.1%，“60 后”占 4.6%，“50 后”占 1.0%，其他占 0.2%。民调显示，52.8% 的受访者有被医疗养生谣言忽悠的经历。微信 (59.2%)、电视 (48.2%)、网站 (43.9%)、长辈口口相传 (35.4%) 和微博 (35.2%) 是人们获得医疗养生类信息的主要渠道。对于医疗养生谣言的原因分析，67.3% 的受访者认为医疗养生谣言会催生虚假保健品等不健康养生市场。就医疗养生谣言能广泛传播的原因，74.8% 的受访者认为是人们尤其是老人对健康的渴望和重视。人们对健康知识的匮乏 (55.1%)；背后商业利益链条的驱使 (52.5%) 以及信息泛滥，难辨真假，宁可信其有 (43.7%)。对于减少养生谣言，61.3% 的受访者希望人们提高对医疗养生信息的警觉性，自觉通过权威途径查验；58.3% 的受访者希望相关部门对健康养生信息加强监管和过滤；52.9% 的受访者建议鼓励专业医师通过微博等平台提供科普解答；49.6% 的受访者认为应健全养老产业，杜绝针对老年人的虚假宣传和推销；27.5% 的受访者希望媒体、电视节目普及更多健康养生常识。[②] 由中国青年报社调查抽样的人群是 80 后居多，人群选择年轻化与全人群的情况相比有所偏倚，因为“上当”最多的是中老年人。但就这一份“相对理性”人群所的答卷来看，对于上当受骗的原因分析和解决渠道是中肯的。受骗原因分析中，排在首位的是老人对健康的强烈需求，因为身体日渐虚弱，所以格外需求并关注健康维护的信息，但可惜的缺乏对于健康知识真伪的鉴别能力。

加强监管，以正视听。以宣传为例，伪养生销售端背后有雄厚的资本支撑，相较

① 全国城镇居民中医健康状态与养生状况调查结果在京发布 . 新华财经 [EB/OL].http://news.xinhuanet.com/fortune/2015-12/22/c_128556478.htm.

② 杜园春，王凤 . 超半数受访者有被医疗养生谣言忽悠的经历 [N]. 中国青年报，2017-11-07.

于官方和专业人士能提供的有限的传播渠道和数量，完全不在一个数量级。就专业人士是否愿意开展正确咨询的健康宣教，笔者也做过调研，调查对象医科院校本科生，他们是未来的医生，也是健康传播的生力军。2015 年调查第三军医大学（现为中国人民解放军陆军军医大学）临床医学 2 年级学生共 49 人，问卷主要设计以下指标展开测试，对医疗新闻的关注度，参与健康传播的意愿，对健康传播的纠偏认知等。态度强调从正向到负向分别赋值为 5、4、3、2、1，对数据进行频数和均值计算比较，以了解调查对象对健康传播的认知程度，数据分析采用 Excel2013 进行。样本人群对医疗卫生新闻的关注度的数据显示，非常关注占 20.4%，偶尔看看占 69.4%，无所谓占 2%，很少关注占 8.2%，没有不关注的人。大多临床学生对健康传播新闻兴趣并不浓厚，可能因为样本对象处于低年级，并未实习，也还未曾了解真实社会的焦点等问题。“当你认为偏激时，你是否会通过公开的方式予以回应”，以探测他们对社会纠偏功能实现的参与意愿，表示一定会用公开的方式予以回应的仅占 10.2%，可能会 34.7%，不知道 8.2%，可能不会占 18.4%，不会的占 24.5%，当问及不愿意公开回应的原因时，医学生有 4 人表示“只需要做好医生工作就可以了，健康传播工作是额外负担”。当问及毕业后是否愿意参与对大众的健康传播工作时，大部分表示认同，并希望通过多元的渠道予以实现，其中，非常愿意占 75.5%，有些愿意 14.3%，无所谓 6.1%，不太愿意占 4.1%。[①] 可见，专业人士就健康宣教的意愿一般，而非专业人士的伪养生宣教则更容易通过各种渠道渗透，影响公众判断。

健康素养是一个长期而基础的工程，有良好健康素养的民众能够自发阻断欺诈、预防伤害，也能主动提升自我健康水平。同时，发动民众自发举办监督，是中医养生保健监督最有效、成本最低的监管民众基础，借助健康素养高的消费者监督，可以及时发现违规情况，更有利于节约政府监管成本。

① 岘怡 . 重庆高校大学生健康传播认知参与态度调查 [J]. 中国健康教育，2016，32(2):148–151.

第2章　国内外中医养生保健监管实践

在富裕的国家中，正统医学（西医）外辅助治疗和疗法日益风行，有时还替代了西医治疗。北美和欧洲最近的研究结果显示，收入较高且教育水平较高的人群往往最常采用这些手段。在非洲、亚洲和拉丁美洲广大地区，传统医药很普遍，因费用低廉，应用广泛。尤其是对发展中国家广大农民来说，草药、传统疗法以及传统医务人员是主要的、有时甚至是唯一的卫生保健渠道。在传统医学历史悠久且有着丰富文化根基的地方，传统行医者往往在当地享有名气，获得尊重，其能力和治疗方法得到公众信任。[①]

鉴于治疗与生活方式相关的慢性疾病的费用增高，一些国家正在寻找办法，以避免有小病小痛的人拥堵诊所和急诊室。例如，在欧洲，药剂师经过培训可以治疗各种常见的疼痛、感冒和其他小病。他们关注的是症状，而不是疾病，并分发非处方产品，包括草药，来治疗这些症状。这是减少卫生服务机构负担的一种方法。另一种方法是中医药。替代医学（Complementary and Alternative Medicine,CAM）产业的惊人崛起弥补了现代医学中的一些不足之处。在若干北美和欧洲国家，草药、膳食补充剂以及其他一些所谓“天然”产品的生产和销售已成为一个巨大的赚钱产业。仅在美国，该产业的年业务额便达320亿美元。医疗专业人士指出，大多数替代药物通过非处方销售或因特网进入市场，不受任何监管。这些论点指出监管机构可以

① 陈冯富珍.2008年在世卫组织传统医学大会上的讲话[EB/OL].http://www.who.int/dg/speeches/2008/20081107/zh/.

对中医药现代化做出重要贡献。针对许可证发放和监管控制采取行动可以使传统疗法具有合法性，新加坡已经这样做了。2016年由世界卫生组织监督的《疾病和有关健康问题的国际统计分类》第十一次修订（即ICD–11），包含了关于传统医学的一章，具有重要意义。这一章为起源于中国古代，现常用于中国、日本、韩国和新加坡的传统医学用法列出了诊断类别。[①]

以下选取部分国家中医发展及监管情况进行对比，因为中医被大多数国家认可为西医以外的替代医学，因此很多国家没有相关立法，也并不将中医作为和西医同等地位来管理，中医治理（针灸、药疗等）和中医养生保健被整合在一起向国外民众提供服务。随着国外民众对中医的需求日渐增加，关涉消费者的生命健康及安全，近年来很多国家也开始重视并展开了一系列规范化的管理。

1　国外经验

1.1　中医保健在海外的发展及监管

替代医学是对主流医学这种常规西医治疗的补充与替代，以达到预防、诊断和治疗的目的，中医是世界替代医学的重要组成部分。替代医学指那些未被常规医学认可的医学体系、治疗方法与手段，其有效性和安全性还缺乏有力的科学证据支持，瑜伽、气功、按摩、理疗、草药、针灸等都可以归为这一范畴。替代医学包括天然产品、身心医学、理疗等多个领域。[②]除部分国家认可中医的针灸并有类似西医的职业管理以外，国外中医相关服务并不受其他国家法律管理，而是作为一般的服务保健提供，中医诊所和中医养生保健机构在海外主要发挥替代性补充性的保健效果。这和我国目前的社会办中医养生保健机构的监管类似。有必要对国外中医养生保健发展情况进行梳理，对中医在海外的发展历史进行简要回顾，了解中医及其中医保健在国外居民需求、供给、人才培养等方面的情况，以探讨监管之道。

中医是一种整体的健康方法，它试图实现身体、心理、精神和谐相处。在一些

① 中医药对可持续发展的贡献——世界卫生组织总干事陈冯富珍博士在中医现代化国际会议上的主题演讲 [EB/OL].http://www.who.int/dg/speeches/2016/chinese-medicine-sustainable/zh/.

② Diehl D.L. What is Complementary and Alternative Medicine?[J]*Journal of the American Medical Directors Association*, 2000, 1(2):88.

亚洲国家，中医是医疗体系的重要组成部分，在大多数西方国家被认为是一种补充或替代的医疗制度。中西医结合已在国际多个医学中心实施，越来越多的证据表明，中药草药的配伍组合具有重要的药理作用。有学者们建议开展中草药的循证医学研究，探测中药化学成分安全的潜在效果是必不可少的，特别是在中医药与其他药物联合使用时。相关药物相互的协同和抑制作用，将发展合理的方法，提高多元文化下的卫生服务提供的安全性。① 中医学起源于古代道教哲学，可以追溯到2500多年前，中医包括针灸、艾灸、中草药、推拿（中医按摩）、饮食疗法、太极和气功等。在东南亚国家存在着传统医学体系，包括日本（传统的中草药称为汉方）和韩国。这些国家的卫生服务提供系统受到中医的影响，当然每一个系统都有自己独特的特点。② 据估计，在 1997，美国每年约有 10000 名医生为 100 万名病人提供服务中草药服务。根据 2007 年美国全国健康访问调查（NHIS），其中包括对美国人使用 CAM 作为替代治疗一个全面的调查，研究发现，1997—2007 年，有大约 310 万的美国成年人在过去一年曾用针灸，大约 230 万美国人练太极拳，60 万人在过去的一年练气功。③

英国中医药学会的学术会长汤淑兰提到，中医治病的方法，会因时因地因人而异。汤淑兰说："思求经旨，演其所知。《黄帝内经》《伤寒论》里写的都是几千年前的理论和方子，治的也是中国人几百年几千年前的病，当时的生活条件、人体素质和环境跟现在完全不一样，英国的气候环境更是不一样，所以要把中医运用到现代社会、运用到西方人体质上，治疗他们的疾病。中医优越于西医的，不仅是在治疗皮肤病、妇科病、不孕不育症、精神压抑、头痛耳鸣、中风等西医无法解决的问题，更是整体观念，是让身体、心理、精神达到最佳的平衡状态，天人合一，阴平阳秘，精神乃治。"④

亚洲和亚洲以外的广大消费者使用中药进行疾病治疗和健康预防。随着越来越多的人使用中药产品，关于不良反应的报道也越来越多。对报道的由中医引起的不

---

① Chan E., Tan M., Xin J., et al. Interactions between Traditional Chinese Medicines and Western Therapeutics[J]. *Current Opinion in Drug Discovery & Development*, 2010, 13(1):50.

② Traditional Chinese Medicine: In Depth[EB/OL].https://nccih.nih.gov/health/whatiscam/chinesemed.htm,access in september,2017.

③ 相关资料可以在美国国家补充和综合医疗中心（nccih）网站上查询。Traditional Chinese Medicine: In Depth[EB/OL].https://nccih.nih.gov/health/whatiscam/chinesemed.htm,access in september,2017.

④ 夏瑾文 . 英国中医发展现状调查 [N]. 中国青年报 .2017-01-19（第 04 版）.

良反应的文献综述研究表明，中药不良反应发生的原因是多方面的。它们包括由于生长条件、使用固有毒性药草引起毒性、过量服用草药、药物与草药的相互作用，导致并发症和一些特殊反应，如过敏、肝炎和过敏反应。其他不良反应可能因制造质量问题导致掺假，草药误认，一种草本植物替代另一种，在活性成分的量的变化，没有确定的标签而使用药品，不当处理和加工以及污染药品。为尽量减少中药不良反应，保护公众，必须有足够的法律法规，确保产品的生产达到最高标准。制造商应该得到管理机构的许可，并在良好的生产实践下生产。中药产品营销前必须对其安全性进行评价。正确的标识和良好的监控系统，才能确保对消费者的保护。①

近几十年来，中医药在海外发展迅速。但世界各地的中医药发展并不均衡，总体来看，美洲、东南亚、大洋洲、欧洲发展较快，南亚、中东、南美、非洲发展缓慢。据不完全统计，中国以外的其他国家受过专业培训的中医药人员约 50 多万名。90% 以上是通过各国当地的业余中医学校培训或毕业，其中 25% 是西医医生，45% 是理疗师、自然疗法治疗师、护士等，25% 没有医学背景（在大部分的西方国家必须完成 200 学时左右的西医基础课程）。大部分私人门诊，60% 以针灸治疗为主；30% 针灸加中成药治疗；5% 以中药饮片、中成药治疗为主；5% 从事中医推拿或加针灸治疗，共有 30 多万间私人中医诊所。荷兰有中医药人员达 4000 多人，1500 多家中医诊所；英国中医诊所有 3000 多家，中医针灸医师 1 万多人；法国有 1 万多位针灸师，3000 多所针灸诊所；葡萄牙有 3000 多针灸师；德国有 50000 多位具有针灸资格的治疗师，70 多家西医医院设有中医门诊部；在美国正式注册的中医师已近 4 万人；加拿大有中医诊所 3000 多家；温哥华及多伦多一共有 3872 名注册的中医从业人员；巴西全国超过 5 万多中医治疗师，其中巴西圣保罗有约 3 万针灸师。在南非有 500 多中医针灸师；新加坡有 3000 多位注册中医职业者；马来西亚有 7000 多名中医师；印尼有 20 多万中医从业者；日本有中医针灸师、按摩师和整骨师总共 392267 名；澳大利亚有 2500 多家中医诊所。② 中医发展规模不断壮大。

国外对传统医药立法历史，最早于斯里兰卡 1941 年颁布了《土著医学法令》。从 20 世纪 70 年代开始，各国传统医药立法进程逐渐加快，颁布了如韩国 1951 年传

---

① Ko R.J. A U.S. Perspective on the Adverse Reactions from Traditional Chinese medicines[J]*Journal of the Chinese Medical Association Jcma*, 2004, 67(3):109.

② 海外华人中医药群集体 . 国际中医药发展和立法情况概览 [J]. 中医药导报，2016(9):1–5.

统医药法令、美国加州 1972 年针灸立法、韩国 1986 年修订医疗法等，澳大利亚维多利亚州和加拿大卑诗省在 2000 年分别颁布了《中医注册法》和《中医、针灸师条例》、泰国 2000 年《中医药合法化执行条例》等。新加坡于 2000 年 11 月，颁布传统中医师法案，成立中医管理委员会（简称管委会）和确立中医师（包括针灸师在内）注册制度。2001 年 12 月，新加坡管委会正式发布《中医师注册纲要》。葡萄牙中医尚未立法，但已被提上议事日程，针灸立法已实施，葡萄牙卫生系统管理中心（ACSS）平台上注册申请针灸师执业证书的针灸执业人员已有 2000 多个。[①] 匈牙利于 2013 年 12 月立法，使中医行医合法化。2015 年 9 月 19 日，匈牙利人力资源部颁布的中医法案实施细则正式生效，匈牙利成为欧洲第一个实现中医立法的国家。该法律规定，在中医领域持有至少 5 年高等教育文凭的人才有资格向有关当局递交申请，并限定行医地点和期限。需要证明申请人在祖籍国最后一个长期行医的工作单位并提供毕业证书等有关信息存档备查。[②]

目前，开展传统医学立法管理的国家有两类。第一类主要集中在应用传统医药历史悠久的发展中国家，将传统医药作为国家重要的卫生资源。一些国家较早地开展了对传统医学的立法管理，如斯里兰卡、缅甸、巴基斯坦、印度、孟加拉国、柬埔寨、津巴布韦、南非等。在这些国家中，传统医学得到广泛应用和高度重视，立法的目的在于从法律上确定医学的合法地位，将传统医药纳入国家初级卫生保健体系，公民能够更好地获得传统医学服务。第二类主要集中在传统医学疗法作为替代医学的发达国家和地区，鼓励并规范其发展。如美国、比利时、瑞典、澳大利亚维多利亚州、加拿大卑诗省等。[③④] 学者早已对海上丝绸之路沿线国家中医执业法规等情况展开研究，因各地区发展不平衡，对中医态度宽严不一，见表 2-1。

---

① 海外华人中医药群集体 . 国际中医药发展和立法情况概览 [J]. 中医药导报，2016(9):1–5.

② 于福年 . 中东欧 16 国中医药概况与发展战略思考 [J]. 中医药导报，2016(23):1–5.

③ 廖宁 . 国外传统医药立法管理情况及启示 [J]. 中医药管理杂志，2007，15(4):231–234.

④ 司婷，赵敏 . 国外传统医药立法对我国中医药法制的启示 [J]. 医学与法学，2016，8(6):77–83.

表 2-1 截至 2016 年海上丝绸之路沿线国家中医开展情况[①]

国家	立法情况	中医性质	中医管理机构	中医认可程度	是否纳入医疗保险
越南	立法	传统医学	东医研究所	中医师	否
印度尼西亚	立法	传统医学	中医协会、检察署、卫生部	巫医	否
马来西亚	无	传统医学	中医协会	巫医	否
菲律宾	无	传统医学	卫生部	禁止	否
新加坡	立法	传统医学	中医药管理局	中医师	否
泰国	立法	传统医学	泰医和替代发展厅	蒙古医师	是
文莱	无	传统医学	卫生部	无医师资格	否
老挝	立法	传统医学	传统医学部	中医师	否
缅甸	无	传统医学	卫生部	传统医师	否
柬埔寨	无	传统医学	政府	中医师	否
巴基斯坦	无	传统医学	政府	中医师	否
孟加拉国	无	传统医学	无	无	否
印度	无	传统医学	无	无	否
斯里兰卡	无	传统医学	医药委员会	中医师	否
沙特阿拉伯	针灸立法	传统医学	卫生局	针灸技术员	否
也门	无	传统医学	补充替代医学国家办公室	无	否
土耳其	无	传统医学	卫生部	中医针灸师	否
以色列	针灸立法	传统医学	卫生部	中医针灸治疗师	是
伊朗	无	传统医学	传统医学委员会	中医师	否
肯尼亚	立法	传统医学	卫生部	中医师	否
埃及	无	传统医学	卫生部	中医针灸师	否
法国	无	替代补充医学	发过医学科学院、卫生部	中医针灸师	是（中草药）
德国	无	替代补充医学	卫生部	中医师（无处方权）	否
意大利	无	替代补充医学	卫生部	中医师	否
荷兰	立法	替代补充医学	卫生部	中医针灸师	否
西班牙	无	替代补充医学	无	不承认	否
葡萄牙	立法	替代补充医学	卫生部	中医针灸师	否
挪威	立法	替代补充医学	市场理事会	中医师	否
瑞典	无	替代补充医学	政府	中医针灸师和按摩师	是（针灸、按摩）
希腊	无	替代补充医学	农业部门	不详	否
英国	准备立法	替代补充医学	不详	中医师	否

① 表格资料引自潘沙沙，张思容，王露，等 .21 世纪海上丝绸之路沿线国家中医执业法规研究 [J]. 中国卫生事业管理，2016，33(8):597.

续表

国家	立法情况	中医性质	中医管理机构	中医认可程度	是否纳入医疗保险
澳大利亚	立法	与西医地位等同	卫生部	中医师	是
新西兰	无	替代补充医学	卫生部专业协会	技术员	是（针灸）

1.2　美洲的中医保健

美国补充和替代医学中心于 2005 年底宣布新成立的 4 个与中医有关的 CAM 研究中心，与中医有关的资助额为 1728 万美元。[①] 美国通过州政府立法建立最低执业资格，卫生保健服务协会还制定了一系列伦理守则。[②] 全国社会工作者协会也发布了《卫生保健服务标准》《缓和疗护与临终关怀服务标准》为保健服务提供技术性的依据和指导，同时保健服务机构也出台自己的服务标准和管理规范。[③] 自 1960 年以来，美国国家立法机构和专业医疗机构发展了一套机制，针对许可的非西医生医生和其他传统的卫生相关服务提供者，建立标准的实践，通过规范服务者的能力来保护消费者。替代医学（CAM）疗法的普及带来了新的挑战，对按摩师、针灸师、自然疗法、按摩治疗师的和其他替代医学从业者制定了资格认证体系，CAM 也需要获得卫生保健管理、保险公司与国家专业机构等信任，认证需要反映的基本问题是关于谁决定哪些服务提供者，以及服务方的疗法安全、有效、适宜，是可以被接受的并可报销。更多全国统一的认证机制是保证高水平的护理，且以更具普遍性的临床研究为基础。然而，更普及的执照和资格认证也可能带来过度的标准化和个性化服务的减少。因此，增强从业人员标准化认证可能会改变 CAM 的实质服务内容。此外，即使有资格的服务提供商也可能提供无效治疗。对 CAM 的策略设计需要转向，从注重保护公众免受危险行为，到希望患者获得合理安全有效的治疗。[④] 美国对于 CAM 从业人员的卫生许可要求不同，例如，在所有 50 个州和华盛顿哥伦比亚特区，只有 17 个州和华盛顿哥伦比亚特区有自然疗法医师执照。在一般情况下，需要经过 4 年自然疗法学院的训练和博士后委员会考试的双重认可。对于按摩治疗师在美国需要常规注册，

---

① 朱茜，张翔 . 国外补充和替代医学的发展对我国中医药事业发展的借鉴 [J]. 医学与社会，2009，22(9):36–37.

② 张瑞 . 美国的卫生保健服务体系建构及其启示 [J]. 理论探索，2012(6):95–99.

③ 侯非 . 国外保健服务业标准化与认证现状 [J]. 大众标准化，2014(4):12–15.

④ Eisenberg D.M., Cohen M.H., Hrbek A., et al. Credentialing Complementary and Alternative Medical Providers[J]. *Annals of Internal Medicine*, 2002, 137(12):965.

或有对许可证的认证要求。然而，根据不同的州和地方，按摩治疗师的培训标准和要求也不尽相同，但美国按摩治疗师常规要求是需要最少 500 个小时的训练。[①] 美国属于联邦制国家，全国没有中医方面的立法，已有 45 个州和华盛顿哥伦比亚特区在不同的时间通过了针灸立法，以州立法的形式对针灸进行规制和管理。美国对于针灸立法管理央地共治，法律手段与非法律手段并存，但总体趋势是加快立法步伐，规范针灸疗法的整体运作过程，使之日益科学化、规范化、标准化。其主要内容概括起来包括针灸疗法的应用规程、从业者的资格认证和服务技能考评、针刺医疗的责任负担等问题。因没有联邦保险法，所以各州或者各个保险公司对针灸的保险都不一样。[②] 美国通过立法对相关服务进行明确的责任分担和保险制度值得我国借鉴。

加拿大的魁北克省、艾伯塔省、不列颠哥伦比亚省、安大略省和芬兰省先后有中医针灸立法，在加拿大的卑诗省成立有中医针灸管理局，由其发放针灸师执照以及中药师、中医师执照，每两年换照一次。加拿大国家对中药的规范管理也在立法过程中。[③] 加拿大对中医的态度是在中西医结合基础上的纯中医行医。纯中医方式是在加拿大任何一名中医医生不可以使用中医以外疗法的，除非你还具有其他疗法的执照（例如家庭医生、牙科等）。但是中医治疗的疾病范围却很少限制，急诊、癌症皆可，只要用中医的方法能解决问题就行。因此中医在加拿大就是替代医学，替代治疗西医没有好办法治疗的疾病。加拿大政府比较重视中医发展，鼓励各省立法承认中医针灸中药；奖励引进中医药和对中医药有巨大贡献的医生，最高奖励是加拿大国家勋章；积极举办和建立中医教学、科研和临床机构；鼓励中医药的国际文化交流。[④] 加拿大多管齐下对中医领域执业范围、教研、文化交流进行激励促进值得借鉴。

1.3 大洋洲的中医保健

澳大利亚保健服务业标准化、规范化的管理历史悠久。于 1974 年成立了卫生保健服务标准临时会，对医疗保健服务过程和结果进行评测；接着还成立了质量安全委

---

① Credentialing, Licensing, and Education[EB/OL].https://nccih.nih.gov/health/decisions/credentialing.htm,Last Updated: October 2015.

② 海外华人中医药群集体 . 国际中医药发展和立法情况概览 [J]. 中医药导报，2016(9):1–5.

③ 李靖 . 加拿大中医教育及行业监管掠影 [J]. 中国中医药报，2011,(003).

④ 郭原 . 中医在加拿大 [J]. 中医药导报，2015(22):1–3.

员会和保健服务委员会，分别从保健服务质量和保健服务技术两个方面对国内保健服务业进行管理。此外，澳大利亚政府还制定了保健服务质量认证制度、保健服务指标甚至危机处理指南，这一系列的制度实践都使澳大利亚保健服务业得到了可持续、健康的发展。[①] 澳大利亚是西方国家中第一个正式宣布对中医立法的国家。中医在澳大利亚的立法经历了一个艰难而曲折的过程。1980 年代末，由于当时形成的中医队伍的行医水平参差不齐，中医在曾被部分人视为巫术。2000 年 5 月澳大利亚维多利亚州通过了中医立法，承认中医师是合法的医生，而且与西医在法律上平等，并成立中医管理局。这项法律为保护广大公众，向中医从业者、中草药销售商提供注册，对注册中医师、注册中草药销售商的经营情况及合法性进行考察。规范中医药广告及中药调剂。建立维多利亚中药注册委员会和中药注册委员会基金。截至 2002 年，澳大利亚目前中医从业人员超过 2600 名，另有约 3000 名以中医为辅助医疗职业的从业人员，他们以西医、护理、整脊疗法、理疗为职业。[②]2012 年 7 月 1 日澳大利亚中医立法正式实施。澳大利亚诊所注册要求中医医生要有医师执照，必须注册以后才可以开诊所看病。

新西兰政府 1990 年通过意外赔偿法案，正式认可传统针灸是一种有效的治疗方法，可用于治疗意外事故造成的损伤和痛症。国家意外事故保险委员会（The Accident Compensation Corporation，ACC）是政府唯一执行上述法律的机构。针灸师通过 ACC 注册后，其 ACC 病人必须有西医转诊，治疗费用可以得到政府的全额报销，针灸师可以得到政府补贴。针灸师注册 ACC 的要求有两个：（1）拥有新西兰国家针灸文凭（7 级）或同等的学历；（2）成为 ACC 认可的两个针灸协会其中之一的会员，并没有英语要求。持有新西兰学历，如毕业于指定学校，可以免考。如仅持有非新西兰中医或针灸学历申请协会注册，需通过相关的考核。[③]

1.4　欧洲的中医保健

英国与中医的渊源可以追溯到几百年前。中医药最早是在 17 世纪时由传教士带到英国的。在 20 世纪 60 年代就有英国人去中国学习针灸，然后回到英国开办诊所。

---

① 侯非 . 国外保健服务业标准化与认证现状 [J]. 大众标准化，2014(4):12–15.

② 郭治昕，罗瑞芝 . 中医药在澳大利亚的市场发展战略 [J]. 世界科学技术 : 中药现代化，2002，4(6):70–73.

③ 海外华人中医药群集体 . 国际中医药发展和立法情况概览 [J]. 中医药导报，2016(9):1–5.

到了 70 年代，很优秀的中国医生来到英国，在伦敦和曼彻斯特的唐人街开起了中医店。1972 年尼克松访华，随访记者詹姆斯手术后采取针灸疗法来消除疼痛，非常有效。回国后即在《纽约时报》上大篇幅发表了有关针灸的报道，在美国引起了轰动，也在英国掀起了中医热，针灸、拔罐等传统技能受到了英国各方推崇和欢迎。英国 Middlesex 大学传统中医学客座教授程铭钊谈道，中医在英国一直被认为是一种辅助医疗，没有正式的国家立法管理。中医不受立法管理和保护，任何人无需资质审核，就像开商铺一样开诊所。[①] 英国中医治疗服务以痛症为最常见（如腰肩颈疼痛、关节炎、风湿病、运动损伤等），其次为皮肤病（尤多湿疹）、身心疾病（焦虑、抑郁、失眠等）、妇科（痛经、停经综合征、不孕不育等）、内科杂症（如花粉症、哮喘、三高症、肠道易激惹症、消化不良、便秘、偏头痛等），还有减肥、戒烟、生发、美容等商业性较强的项目。从 1995 年到 2005 年这十年称为中医的无序竞争时期，出现了一批用商业模式经营中医诊所的连锁公司。英国中医主要有两种经营模式：一是，高街模式，店面开在人流量大的繁华地段，经营项目是商业性极强的，如按摩体验、减肥、壮阳、皮肤病、脱发、戒烟等等，推拿按摩占盈利很大一部分。在商业街开店、采用“1+1+1”（一个医生 + 一个按摩治疗师 + 一个接待员）的经营模式。二是，社区 / 家庭模式，这类诊所多开在社区街道或者私宅，经营项目以医疗处置为主（针灸、推拿、开方剂），盈利往往以针灸为主，靠疗效口碑吸引客源。发展有几个突出的问题：（1）从业人员鱼龙混杂，很大比例并非真正的中医生，只是和医学沾边的人员，如牙医、护士、化验员。部分从业人员素质不过硬，医疗事故频出。（2）短期性商业行为：商业化导致利益驱逐，出现了很多唯利是图的短期性行为，如卖假药、打激素针、卖被禁的减肥药、菜单式给药等。（3）掠夺式经营，行业内的低价恶性竞争。目标就是赚钱。通过类似会员制捆绑销售来圈钱，比如买 10 次（针灸推拿等）送 3 次等促销，后来经营不善或调整关门未退款等。2008 年起，经济危机，国民支付能力下降，中医属自费项目，很多不规范的中医店逐渐被市场淘汰了。[②] 英国中医养生疗法也受到越来越多的重视，针对注册的顺势疗法医生的一项调查显示，70% 的医生推

① 夏瑾文 . 英国中医发展现状调查 [N]. 中国青年报 .2017-01-19（第 04 版）.

② 严暄暄，丁颖，魏一苇，等 .“他者”在“他者”的社会——英国移民中医 [J]. 中医药导报，2015(19):1-4.

荐患者服用草药。[①] 从 2003 年开始设立保健服务审计和督察委员会，英国对所有保健服务的提供与实施进行规范，承担保健服务绩效评估数据采集和星级职能评定。同时，医学总理事会、皇家内科医师学会、国王基金等组织和机构都发布了保健服务的标准和要求。[②] 英国中医保健机构缺乏立法约束，由市场优胜劣汰，但政府应该加强对服务绩效评估和监控，通过服务标准和要求保护大众基本健康不受侵害。

20 世纪 50 年代初，德国 Dr.Bachmann 等几个医生开始在德国教授针灸，他于 1951 年成立第一个德国针灸医师协会。1991 年北京中医药大学和德国人 Herr Staudinger 合作，在德国拜恩州建立了德国第一家中医医院，设 80 张病床，北京中医药大学附属东直门医院派出医生、护士、中药师、气功师、中医营养师、中医厨师等专业人士，对德国病人实施传统的中医治疗。管理由中德双方协商共管。德国特有的一种行医执照，自然疗法治疗师（Heil Praktiker，HP）被允许从事针灸治疗。中德合作的针灸诊所和研究机构明显增多。德国家庭医生或专科医生如果和社保医师联合会有签约，并且该医生持有相关文凭，在用针灸的方法为病人治疗慢性腰痛、膝关节痛这两个病种时可通过社保计费。一般 1 年 10 次。私人医疗保险的病人，对疼痛性疾病的针灸治疗，私保付费。如果社保病人购买了自然疗法的附加保险，保险公司也会对医生、治疗师的针灸治疗付费。德国对中医没有立法，没有独立的管理体系。据德国权威的民意调查数据显示，目前每年接受中医治疗的德国人已超过 200 万。约有 61% 的德国人表示，希望采用中西医结合的方法治疗疾病。经过中医治疗后的病人，有 89% 的人希望继续中医治疗。仅想采用西医治疗的病人只占 18%。保险公司每年支付费用（主要是针灸）1.5 亿—3 亿欧元。中医及从业人员在德国还没有一个相称的定位，德国的针灸、中医还没有单独立法。中医师以 HP 的身份执业，但 HP 范围宽泛，人员素质鱼龙混杂，地位远比医生低，很多从事中医药治疗的人员缺乏相关的中医知识，从而使德国医疗界和大众对中医理论和中医的疗效认同产生负面影响。国内正规大学的毕业生以 HP 身份执业委曲求全，也不乏国内的专家、教授、博士，到德国来只能以 HP 的身份执业。[③] 德国虽然没有中医保健相关

① 何巍，赵英凯，李凤玲，等 . 对发达国家补充替代医学医疗现状的分析与思考 [J]. 国际中医中药杂志，2009，31(3):283–284.

② 侯非 . 国外保健服务业标准化与认证现状 [J]. 大众标准化，2014(4):12–15.

③ 耿直 . 中医在德国 [J]. 中医药导报 ,2016,22(15):1–3.

立法，但其对治疗师有严格要求，而且通过替代医学相关的保险的形式解决疾病负担，值得我国借鉴。

中医进入瑞士是在 1980 年，瑞士人对中医的认可度也不断提高，但中医师医术水平参差不齐。瑞士人崇尚大自然，也崇尚自然疗法。瑞士的自然疗法种类很多，仅仅是药物类就有瑞士的自然药、顺势疗法药等，许多瑞士人从心理上不排斥或能接受中医保健品。瑞士的推拿种类很多，有欧洲式、印度式按摩，但中国的推拿按摩因为疗效好、手法独特，既可以治病又可以保健，广受欢迎。在瑞士中医诊所主要是作为商业模式（交商业税）而不是医学模式经营的。按照商业模式组建一个诊所，注册资本需要 20000 瑞士法郎，一定面积的诊室，一个中医师以及相应的医疗器械和办公设备。中医在瑞士经过发展壮大阶段，自 2009 年以来进入混乱阶段，这种混乱表现在以下几个方面：一是，经营模式及经营者混乱，私人行医者经营，私人经营雇人行医，私人经营连锁店并存。二是从业人员参差不齐，翻译人员、家庭主妇、既往无业者均在短时间内摇身变为中医师，自欺欺人，学历文凭造假时有发生。三是，管理混乱，主要发生在私人经营的诊所和连锁店内。许多中医师由于语言和身份问题只能受雇于人，部分雇主过度剥削、压制中医师，造成劳资冲突。四是，竞争手段混乱，个别经营者急功近利，以套现捞取患者医疗附加保险为目的，要求医者延长疗程；滥发宣传广告，夸大疗效，低价竞争，扰乱市场。[①]2012 年以来，瑞士中医发展萎靡，门诊量普遍下降，一些商人经营者开始转卖诊所、连锁店。瑞士联邦政府也意识到了这种混乱局面和势态，在放开市场的同时，希望通过自由竞争、优胜劣汰来控制市场。[②]瑞士政府 2015 年出台了联邦职业考试计划，包括中医针灸在内的，顺势疗法、欧洲经典自然疗法、中医针灸按摩和印度自然疗法，共 4 种医学通过考试可以拥有联邦认可的文凭，但称技师，通过以上措施，政府尝试规范从业人员。[③]瑞士自 2017 年 5 月起，将传统中医、草药、顺势疗法等补充疗法提升到与西医平等的地位，继续执行强制医疗保险偿付补充疗法治疗的政策。补充疗法在 2012—2017 年试行期间被纳入强制性医疗保险范畴。尽管瑞士内务部公布试行期研究的最终结论是无法验证所有补充疗法的效果，但政府决定接受将相关疗法列入同正统西医平

① 李其英 . 中医在瑞士的现状及可持续发展的建议 [J]. 中医药导报，2016(21):1–5.

② 靳丽霞 . 富裕小国拥抱神奇中医——瑞士中医药概况 [J]. 中医药导报，2016(4):1–5.

③ 海外华人中医药群集体 . 国际中医药发展和立法情况概览 [J]. 中医药导报，2016(9):1–5.

等的地位，继续执行强制医疗保险偿付补充疗法治疗的政策，前提是治疗医师具备专业认证。[①] 中医诊所加入当地的医疗协会就可以被保险公司作为替代医学的治疗师从而报销医疗费。瑞士的医疗保险分基础保险和附加险。基础保险对西医诊所从事中医治疗的费用给予报销。附加险是可以报销针灸中医费用的，报销金额与交保险者选择的附加险的种类有关。医疗保险报销医疗费无疑是扩大中医发展极有利的因素。[②] 瑞士通过保险方式支持中医服务发展，也通过技术准入对从业人员加强规范。

与丹麦、瑞典、挪威等国类似，在荷兰，非注册医师也能从事针灸等传统医学项目，针灸不是国家正规医疗体系。笔者 2014—2015 年公派荷兰访学期间，发现中医诊所和中医保健机构在荷兰也比受到欢迎，所居住在鹿特丹的居民小区就有一所中医保健机构（见图 2-1）。

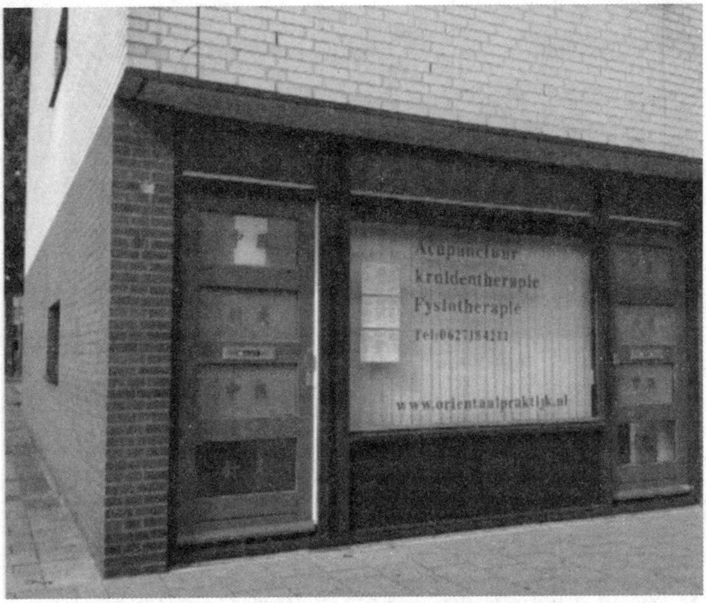

图 2–1　荷兰一居民小区的中医诊疗、保健机构

这个中医保健机构有自己的网站（http://www.orientaalpraktijk.nl/）。网站首页（见图 2–2）。

① 赵维婷 . 瑞士将中医提升到与西医平等地位 [J]. 世界中医药，2016(4):740–740.

② 李其英 . 中医在瑞士的现状及可持续发展的建议 [J]. 中医药导报，2016(21):1–5.

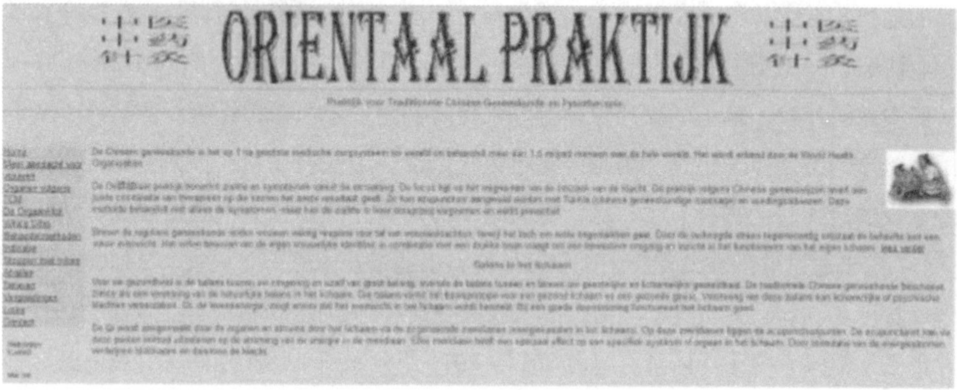

图 2-2　荷兰鹿特丹某中医诊所网站首页截图（截至 2017 年 12 月）

网站首页的荷兰语大致宣传如下：“中医是世界第一大医疗卫生体系，世界各地有15亿多人使用。它得到世界卫生组织的承认。中医的实践提供了适当的组合疗法，以达到最佳效果。可辅以针灸、推拿（中医按摩）和营养建议。这种方法不仅解决了症状，而且可以消除疾病的起源和预防工作。为了兼顾生活和工作，需要对自己的身体有更为渊博的理解并进行身体平衡管理。因为你的健康是你和你周围的环境之间的平衡，以及你的身心平衡。中医认为疾病是身体自然平衡的紊乱。这种平衡是健康的身体和健康的精神的基本原则。打破这种平衡可能引起身体或心理不适。气是生命的能量，它能保证身体的平衡和恢复。气是由器官产生的，通过所谓经络（身体内的能量通道）流过身体。通过经络穴位点的针灸，可以影响经络能量的流动。每一个经络对身体特定的系统或器官都有特殊的影响。”

很多国外地区和国家尚未对中医或中医保健进行立法，也出现了发展过程中的阶段性乱象，这与国内中医保健机构逐利情况相似，但海外对中医行业逐渐有走向法制规管的趋势。提高机构及从业人员素质和质量，才能保护公众利益。国外立法内容主要是，定义考试标准，核心技能标准、伦理标准、文凭证执照的发放和纪律规范。[①] 管理的关键是统一的保健服务质量标准，实行专业化、标准化管理，从准入、考核、资格认定、教育培训等方面加强政府监管。在及时总结各地试点经验的基础上结合我国中医养生保健发展现状，借鉴国外对于中医养生保健行业的监管长处，

① 海外华人中医药群集体 . 国际中医药发展和立法情况概览 [J]. 中医药导报，2016(9):1–5.

可明确卫生行政部门或者行业组织对养生保健行为的管理职能，确立养生保健机构及其从业人员的市场准入和退出机制，细化行业准入、行业规范、从业人员资质、监管措施及惩罚机制。我国中医养生保健服务机构的监管处于探索阶段，国内试点城市有一些先进经验值得推广。

2　国内试点城市经验

2.1　国内城市比较研究

2009 年，国家中医药管理局依据《国务院关于扶持和促进中医药事业发展的若干意见》和《医药卫生体制改革近期重点实施方案 (2009—2011 年)》两个文件的精神，颁布了《关于积极发展中医预防保健服务的实施意见》，确定了发展中医预防保健服务的整体指导思想，明确规定在中医预防保健体系的建设中一定要坚持“高起点、规范化”的基本原则。文件从加快建设中医预防保健服务提供体系、建立完善中医预防保健服务技术 (产品) 体系、加强人才队伍建设、加强中医预防保健服务传播与推广、制定完善中医预防保健服务标准与规范、建立完善中医预防保健服务保障措施等方面做出了明确规定。根据这一文件精神，国家中医药管理局又制定了《中医预防保健服务提供平台建设基本规范 (试行)》，严格要求中医预防保健服务试点单位和地区，必须严格按照规范进行建设，具体包括服务理念、服务准则、服务功能、服务流程、服务内容等方面予以规范。

2011 年，国家中医药管理局研究制定了《中医养生保健机构基本标准》(试用稿)，从服务项目、场所与环境、设备设施、人员配备、管理等几方面对中医养生保健服务机构提出了明确要求。这一标准现正作为全国第一批开展中医养生保健服务机构市场准入试点工作的参照文件执行。在中医养生保健技术的操作规范方面，国家中医药管理局组织众多专家经过长时间的研究和分析，筛选目前应用广泛、技术较成熟、中医特色优势突出的中医预防保健服务技术和方法，制定了《常用中医养生保健技术方法应用指南 (系列)》，其中，《中医养生保健技术规范膏方》《中医养生保健技术规范药酒》《中医养生保健技术规范穴位贴敷》等八种养生保健技术规范已于 2011 年发布，该系列规范成为指导、评估中医养生保健机构业务水平和服务质量的参考依据。

2012年1月，国家开展了中医养生保健服务机构准入试点工作。试点目的为促进中医养生保健事业的健康发展，积极探索开展中医养生保健服务机构准入工作的方法、途径、机制和模式。21个中医养生保健服务机构准入试点地区分别为：北京市东城区、河北省石家庄市、河北省保定市、山西省运城市、山西省临汾市、内蒙古自治区鄂尔多斯市、吉林省双辽市、上海市长宁区、上海市浦东新区、安徽省亳州市谯城区、江西省新余市、山东省德州市乐陵市、河南省焦作市、湖北省神农架林区、湖北省南漳县、湖南省常德市、湖南省新晃侗族自治县、海南省海口市、四川省都江堰市、贵州省桐梓县和甘肃省兰州市城关区。各试点地区参照《中医养生保健服务机构基本标准（试用稿）》，按照本地区确定的工作方案开展试点工作。通过试点，国家中医药管理局想要探索出一套适合于中国国情的中医养生保健机构管理模式。

围绕中医养生保健服务监管工作进展，通过二手文献分析方法，运用互联网查询试点地区政府官网、官方文件、媒体报告资料、发表文章等形式，将21个试点地区的实践进行归纳。因为主要依赖电子文献，收集渠道有限，有6个试点地区（贵州省桐梓县、甘肃省兰州市城关区、湖北省南漳县、湖北省神农架林区、山西省临汾市、河北省石家庄市、湖南省新晃侗族自治县）没有查到中医保健机构监管工作的相关信息，仅在政府工作计划中有提到“加强中医养生保健监督”将剩下15个地区纳入观察，其中有5个地区资料较少，仅查询到很少的特色监管措施宣传，最后将10个试点地区展开监管经验比较（见表2–2）。[①]

表2–2　中医养生保健服务机构准入试点监管经验比较

试点地区	机构调查	准入制	多部门执法	制定准入标准	人员培训	人员准入	日常监督
河北省保定市			是	是	是	是	
北京东城区	是	是	是	是	是		是
山西省运城市	是		是	是			是
内蒙古鄂尔多斯市		是		是			是
吉林省双辽市							是
上海浦东新区	是	是			是	是	
江西省新余市	是				是		
湖南省常德市		是		是	是	是	

① 岥怡．中医养生保健服务机构监管问题研究[J]. 中国卫生政策研究，2017，10(7):47–52.

续表

试点地区	机构调查	准入制	多部门执法	制定准入标准	人员培训	人员准入	日常监督
海南省海口		是			是		是
四川省都江堰市		是			是	是	是

（注明：数据互联网电子文本分析得到，文本有论述到的措施即“是”，但留白的地方并不一定是未开展某措施，上表反映的是试点地区公开信息所展示的监管重点）

大部分地区都建立了以政府主导，社会参与的中医养生保健的服务监管模式，机构摸底调查、机构人员准入、标准制定、多部门联合执法、监管常规化作为监管的共性措施。在试点过程中，也有部分地区展开自己的特色措施，归纳如下：（1）医疗机构与社会养生保健机构的联动发展模式：上海市长宁区、河南省焦作市、吉林省双辽市。（2）建立跨区域、政社合作的战略合作伙伴关系：河北省石家庄市与北京东城区九龙堂(北京)国际医学保健研究院确立“治未病”战略合作伙伴关系。（3）以基层医疗机构的“国医堂”建设推动中医保健发展模式：有安徽省亳州市谯城区、山东省德州市乐陵市。（4）设立标杆管理模式：江西省新余市、内蒙古鄂尔多斯市设立规范的社会养生保健机构、内蒙古中医养生保健机构试点机构。（5）管理部门专一化：保定市中医药学会中医推拿按摩美容专业委员会对从业人员进行会员制管理；北京东城区预防医学会增设中医养生保健专业委员会，建立东城区养生保健协会；四川省都江堰市卫生局设立中医监督科负责中医养生保健机构的准入。（6）分类机构管理：海南省海口市将中医养生保健机构分为三级，级别越高承担服务项目越多，一级机构提供两种及以上服务项目，二级机构提供三种及以上服务项目，三级机构提供四种及以上服务项目。

自国家确定北京市东城区、河北省石家庄市等 21 个中医养生保健服务机构准入试点地区以来，各地养生保健发展规范化程度不断提高，为政府监管提供了可资借鉴的范例，其中北京东城区和上海浦东新区走在了前列，在制定高阶位的法律文件、制定行业准入与退出机制、政府监管主体、行业自律与第三方权威认证、从业人员标准与培训等方面提供了某些借鉴。

2.2　个案分析

2.2.1　北京东城区监管特色

为强化社会养生保健机构的准入管理和标准化建设，2015 年 4 月，课题组前往北京市东城区卫生局卫生监督所就社会养生保健机构的准入管理、标准化建设以及从业人员培训等相关情况进行考察学习。东城区借助社会团体的力量，发挥辖区中医资源优势，从行业管理入手，探索开展中医养生保健服务机构准入工作的方法、途经、机制和模式，服务企业，指导企业，吸引企业，逐步规范市场，以推进制定地方标准和立法工作的进程。

东城区国家中医药发展综合改革试验区建设项目分为两极多点和三大平台。两极即，以中国中医科学院为区域的中医药科技创新体系极核，以同仁堂为区域的中医药产业创新体系极核。多点即举全区之力，吸纳科研院所、医疗机构、中医药企业、教育培训机构、新闻出版业、文化传播业、旅游业等入围布阵，在辖区内促进中医药科研、研发、医疗服务、养生保健、文化传播、产业聚集，在各自的领域和点位上发挥作用。三大平台分为中医药文化传播平台、中医药医疗服务平台和中医药产业发展平台。其中中医药文化传播平台负责实施中医药文化传承工程、实施中医药文化普及工程、实施中医药人才兴业工程、举办中医药发展高端论坛并负责中医药国内外合作交流；中医药医疗服务平台构建优秀中医药医疗服务体系、构建中医药管理服务体系、完善中医药保健服务体系；中医药产业发展平台主要聚集中医药企业总部，强化中医药产业支撑，形成中医药文化产业链。目前东城区的总体设计思路和模式已经得到国家中医药管理局、北京市中医管理局以及全国多个地区的认可。

课题组实地参观学习了东城区已授牌的规范化中医养生保健机构。机构在大厅醒目位置公示了《营业执照》《卫生许可证》《服务项目收费标准》等证照，并悬挂了北京市东城区预防医学会颁发的“中医养生保健准入机构”铜牌，同时，公示了在职人员情况介绍、养生项目最短服务时间、监督投诉电话。该机构设置了前台接待区域、服务区域、消毒区域、顾客等候区域、健康宣传角等功能分区。东城区卫生局卫生监督所的负责人介绍中医养生保健机构须遵守三道“禁令”，即不得开展有创伤性质的服务、不得从事诊疗和药品销售等活动、禁止使用危及人身健康和安全的方法或手段。东城区预防医学会组织专家验收合格授予的证书有效期为两年。两年后未能提出申请或验收不合格自动失效。

东城区预防医学会增设中医养生保健专业委员会。吸纳辖区中医养生保健机构加入区预防医学会，并聘请三级医疗机构专家为委员，将从事中医养生保健服务多年的市场人员作为理事，把市场与专业结合起来，为试点工作的开展奠定了基础。

明确“四步走”战略，即标准制定、试点实施、重点推进和总结推广四个阶段。一是将探索试行中医养生保健机构、人员准入项目列为“试验区”重点折子工程，制订计划、专人负责，进度申报、政府督办，确保工作如期完成。二是安排专项经费扶持项目实施。调拨专项资金，并委托了东城区卫生局和东城区预防医学会具体执行。三是按照《东城区中医药养生保健机构准入试点工作实施方案》，制定《东城区中医药养生保健机构行业管理办法（征求意见稿）》《东城区中医药养生保健机构行业标准（征求意见稿）》，经过多次研讨、修订，出台了《东城区中医药养生保健机构行业管理办法（试行）》《东城区中医药养生保健机构行业标准（试行）》。

东城区积极组织开展市场调研。积极组织在不同年龄、不同性别、不同职业的社会人群中展开调研。在市场调研的基础上，组织召开辖区不同层次的中医养生保健服务机构负责人的访谈，了解他们对中医养生保健服务的认识、开展工作的现状以及对开展中医养生保健服务机构准入的看法，对申报、培训、准入等环节如何实施进行研讨。依据《东城区中医药养生机构行业管理办法（试行）》和《东城区中医药养生机构行业标准（试行）》，组织区预防医学会中医养生保健专业委员会专家，对 8 家中医养生保健机构进行了准入评审，并完成了授牌。

以东城区预防医学会为基础，成立东城区中医药养生保健协会。以东城区预防医学会为基础，成立东城区中医药养生保健协会并已全面开展工作，为规范服务标准、促进中医药养生保健行业的整体发展起到积极的推动作用。

组织开展中医药养生保健机构从业人员免费培训，实现规范服务标准、促进行业发展的目标。内容涵盖中医养生保健基础理论知识和按摩、熏洗、艾灸、贴敷、拔罐、刮痧等相关技能。

东城区卫生局与河北省石家庄市卫生局、河南省劳动就业指导中心、九龙堂签署合作协议。东城区卫生局、石家庄市卫生局、河南省劳动就业指导中心与九龙堂（北京）国际医学保健研究院达成协议，四方成为“中医预防保健体系全面战略合作伙伴”，实现人员培训资质互认，促进中医养生保健人才流动，加快中医养生保健服务体系标准化建设步伐，共同推进“治未病”服务健康发展、惠及民众。

2012 年，北京东城区公布《东城区中医药养生机构行业管理办法（试行）》和《东城区中医药养生机构行业标准（试行）》，对中医养生保健服务在人员资质、设备设施等方面做出了规定，让东城区中医养生保健市场的监管有据可循。以下是东城区中医养生保健机构的行业标准，东城区预防医学会为该标准的起草和执行机构。

根据中医养生机构开展服务的能力和内容分为一星级、二星级、三星级，并对符合本标准的机构授予相应的等级证书。机构和人员资格方面实行准入制。中医养生保健服务机构的保健技术人员，必须获得健康证件，必须取得中华人民共和国劳动部门颁发的职业资格证书，如保健按摩师等证书。同时，必须通过东城区预防医学会指定的中医药专业机构的培训和考核。通过考核的人员，东城区预防医学会授予相应的资质证书。东城区预防医学会授予的机构等级证书和人员资质证书必须在显著位置公示，并接受东城区预防医学会的管理和监督。

服务项目包括中医药健康咨询类、按摩类（推拿按摩类）、熏洗类、艾灸类、贴敷类、拔罐类、刮痧类以及其他以中医理论、理念为指导的包括亚健康中医调理技术的各种物理方法、自然疗法、药膳养生等。一些限制项目包括：不得开展有创伤性质的服务；不得从事诊疗和药品销售等活动；禁止使用危及人身健康和安全的方法或手段。各级养生保健机构，不得从事医疗性质的活动。对已经成为疾病或出现临床症状的顾客应当建议及时到医疗机构就诊。

对于场所与环境也有分类标准。一星级机构为在社区从事中医养生公益服务的中医养生保健机构，其使用面积不得低于 50 平方米；二星级机构不得低于 100 平方米；三星级机构不得低于 150 平方米。要按照功能与用途进行合理区域划分。功能区包括前台接待区域、服务区域、消毒区域、顾客等候区域、健康宣传角、公共卫生设施等，以上面积要求中不含行政办公区域。所有服务项目均应有独立房间，并符合公安、卫生等法律法规要求。顾客服务区应当设立排风系统或新风输入系统保证一定的新风量。咨询指导类用房应独立设置，且每室使用面积不低于 10 平方米。开展有操作类项目时，每个房间使用面积不低于 6 平方米。房间内保证室温稳定，顾客感觉室温舒适。服务项目用房建筑面积应满足项目、设备与功能需要。辅助用房建筑面积应满足设备与功能需要。应当有独立的卫生间，并保持清洁。可以按照法律法规的规定设立顾客淋浴场所等。服务场所保持室内清洁、空气流通，使用物品符合消毒规范。

根据不同服务项目设立相应的服务设施设备。中医药健康咨询类要求设立咨询桌、椅，咨询登记本（或计算机记录），健康宣传品、中医药健康处方、健康展示栏等。根据服务内容配备相应的设施，如按摩床、熏洗仪、艾灸仪、刮痧板等。一星级机构必须能够提供两种及以上服务项目，二星级机构必须能够提供三种及以上服务项目，三星级机构必须能够提供四种及以上服务项目。

消毒方面有要求。必须设立单独的消毒房间，房间面积必须在公共场所卫生管理条例要求的前提下，能够满足实际工作需要的数量。公共用具和服务器具必须分开消毒，消毒设备应当分开使用。公共用具外送消毒的单位，应当具有双方消毒协议，并做好收送货记录。服务专用器具应当在本单位单独消毒。公共用具和服务器具应当有专人负责保管，确保一客一换。药膳类服务必须遵照《食品安全法》及相关规定执行；中医美容类必须遵照《公共场所管理条例》及相关规定执行。所有消毒用品消毒效果应当符合国家卫生标准，没有国标的参照《公共场所卫生管理条例》的指标。每年至少一次由检测部门检测并出具检测报告。

人员配备方面，单一机构的保健技术从业人员不应少于 3 人。中医专业的工作人员数量根据养生机构的等级不同提出以下要求：一星级机构中至少有 1 名中医专业（大专及以上）的人员专职从事养生服务工作；二星级机构中至少有 1 名以上中医专业（大本及以上）人员专职从事养生服务工作；三星级机构在二星级机构人员要求的基础上，至少有 1 名获得中级及以上中医专业技术职称的人员，专职从事服务指导和技术管理。

总体而言，北京东城区出台制定的《东城区中医药养生机构行业标准》《东城区中医药养生机构行业管理办法》，东城区建设中医养生保健培训基地，联合中医药专家编纂培训教材，对中医保健养生机构的从业人员进行公益性的专业培训，使市场上的中医保健机构服务规范化。发展中医养生协会，保证各中医养生保健机构之间的技术交流，以及保健机构提供服务的专业性，在不断的交流、培训、改进中拉高整个中医养生保健行业的水准，为全国其他地区起到示范作用。从北京市东城区的监管经验来看，与专业、权威机构合作来联动规范中医养生保健服务市场的方式效果显著，这为中医养生保健机构的政府监管模式提供了宝贵的经验。

2.2.2　海南海口区监管特色

海口市政府于 2013 年 1 月颁布《关于印发海口市开展中医养生保健服务机构准入试点工作实施方案的通知》，正式启动中医养生保健机构规范的准入管理试点。预示今后提供按摩、熏、洗、艾灸、贴敷、拔罐、刮痧、中医美容和中医药健康资讯等八大类养生服务的机构，在经营前除取得工商部门许可外，还须接受卫生行政部门对相关技术的规范审查。

为进一步加强对养生保健服务市场的规范化管理，海口市卫生局将出台《海口市中医养生保健服务机构准入办法》，规定从事中医养生保健服务的工作人员应持证上岗。对于服务项目方面规定，不同级别提供的服务项目有差别：一级机构必须能够提供两种及以上服务项目，二级机构必须能够提供三种及以上服务项目，三级机构必须能够提供四种及以上服务项目。中医养生保健机构须遵守三道“禁令”，即不得开展有创伤性质的服务、不得从事诊疗和药品销售等活动、禁止使用危及人身健康和安全的方法或手段。[①] 海口在人员和机构方面的规范方面有所创新，包括对人员的严格准入，机构进行分类管理，具备一定资格的机构才能进行多样化的服务，保障服务质量。

2.2.3 上海长宁区监管特色

一些地区也展开了组织结构的创新，公立医疗机构与社会养生保健机构一起打造区域内的医—养联盟。上海长宁区按照上海市“治未病”预防保健工作的要求，在区域内建立起中医预防保健服务体系框架“1—2—10—40—X”。在区政府的支持下，建立一家中医预防保健的专业机构，在两家二、三级中医医疗机构中设置“治未病”中心，10 家区域社会卫生服务中心建立“治未病”中心与流动服务站，40 家区域社会卫生服务站建立“治未病”服务站，同时联动多家社会型中医养生保健服务机构（X）对民众各种不同的需求提供多样化的保健服务。[②] 公立医疗机构与社会性养生保健服务机构互相取长补短，公立医疗机构的专业人员指导社会性机构从业人员，帮助其提升综合素质，社会性机构的环境、个性化服务则弥补了公立医疗机构的不足。同时，某些社会性养生保健服务机构过于趋利给民众带来的伤害也大大降低。这样的区域服务体系可为民众提供更好的保健服务，促进保健服务业健康发展。努力发挥政府的作用，建立社区中医养生保健服务点，与社会性中医养生保健服务机构合作，宣传中医养生保健科学知识，提升民众中医养生素养，降低谋利而拉低服务质量的风险。

---

① 海口市中医养生保健服务机构准入试点工作启动推广 . 海口在线 .2013-07-22[EB/OL].http://health.hainan.net/jkgz/2013/07/22/1472115.shtml.

② 朱吉，贾杨，陆超娣，等 . 上海市长宁区医疗机构与社会养生保健机构联动下的“区域中医预防保健服务平台”建设 [J]. 中国中医药信息杂志，2015，22(5):13-15.

2.2.4 其他地区的特色经验

河北省石家庄市与北京东城区九龙堂（北京）国际医学保健研究院确立“治未病”战略合作伙伴关系。山东省德州市乐陵市启动了全市基层医疗机构的“国医堂”建设活动，逐步实现了对生命全周期、健康全过程的持续关注。河南省焦作市按照《中医特色健康保障—服务模式服务基本规范》和《中医预防保健服务提供平台建设基本规范》。利用中医药适宜技术培训基地这个平台对人员开展业务培训和实习指导。都江堰市中医养生保健服务机构准入试点工作实施方案、市卫生设立中医监督科：负责中医养生保健机构的准入，形成以政府主导，社会参与，以重点人群为服务对象的中医养生保健的服务模式。湖南省新晃侗族自治县制定并组织实施全县中医药中长期发展规划和技术标准，加强中医药行业监管。湖南省常德市制定“双证”准入，除得到工商部门许可外，还须卫生行政部门对相关技术规范进行审查，服务人员也必须经过相应的培训才能上岗。内蒙古自治区鄂尔多斯市开展准入前审核，建设一批规范化的社会内蒙古中医养生保健服务机构。江西省新余市对养生保健机构评优，选定优秀的社会养生保健机构为“中医养生保健服务试点机构”，以先进带动后进。河北省保定市中医药学会中医推拿按摩美容专业委员会对从业人员进行会员管理。

第3章　调查研究——以重庆南岸区为例

1　南岸中医养生保健机构基本情况调查

1.1　数据来源和方法

2015年，对重庆市南岸区584家社会性办中医养生保健服务机构进行问卷摸底调查，其中的519家明确开展了中医养生保健服务，占89%，问卷主要对中医养生保健服务机构的经营内容、从业人员信息、卫生质量等方面展开研究。[①]

本次调查采用 Microsoft Excel 软件建立数据库，SPSS 软件对数据进行分析。

1.2　结　　果

1.2.1　南岸中医养生保健服务机构经营项目、营业面积

多数受调查中医养生保健服务机构同时进行多种大类经营项目，其中足疗、美容、洗浴及推拿按摩四大项目是最为常见的经营种类，519家受访中医养生保健机构中有近196家的机构开展了足疗项目，180家机构开展美容项目 ,140家机构开展洗浴，120家机构开展了推拿按摩服务，47家机构开展理疗，40家机构是减肥、美体，14家机构是养生体验项目，12家汗蒸，5家选择其他项目。根据卫医发〔2004〕373号文件《卫生部关于对使用医疗器械开展理疗活动有关定性问题的批复》，理疗属于

---

① 峗怡，鄢庆波，池苇，等.重庆市南岸区社会办中医养生保健服务机构现况调查[J].医学与社会，2017，30(10).

诊疗活动，在未取得《医疗机构执业许可证》的情况下开展理疗经营项目属于非法开展诊疗医疗活动，占本次调查的 9.06%。

519 家中医养生保健服务机构中，254 家受访机构经营服务建筑面积不足 100 平方米，11 家机构经营面积超过 1000 平方米，占总量的 2.12%，说明按面积来计的大规模养生保健机构数量偏少。根据试行的《中医养生保健服务机构基本标准》的“经营服务场所建筑面积不得低于 120 平方米”的要求，有近半受访服务机构（48.94%）不符合试行标准。

1.2.2　南岸区中医养生保健机构从业人员基本信息

调查受访机构登记的 1566 名从业人员中，从业人员年龄分布情况五个梯度进行划分，有 741 名、近 50% 从业人员年龄处于 20 至 30 岁梯度之间。有 1597 名从业人员回答了性别情况，其中仅有 205 位男性，占总人数 13%，女性工作者有 1392 位，占总人数 87%。有 1726 名从业人员回答了文化程度，文化水平程度在初中及初中以下有 1011 人，超过一半，高中文化从业人员数量为 576 人（33.37%），而大专及大专以上学历的从业人员数仅 139 人（8.05%），不足受调查总人数的十分之一。见表 3-1。

表 3-1　南岸区中医养生保健服务机构人员分布情况

属性分类	人数	比例（%）
年龄		
0—20	127	8.11
21—30	741	47.32
31—40	522	33.33
41—50	141	9
51—60	35	2.23
合计	1566	100
性别		
男	205	13
女	1392	87
合计	1542	100
文化程度		
初中及以下	1011	58.57
高中	576	33.37
大专及以上	139	8.05
合计	1726	100

（注：因为所填写信息不全或者缺失，所以三类统计人员总数并不完全一致，如有只填性别不填年龄的情况）

国家中医药管理局在2012年出台的《中医养生保健服务机构基本标准》，规定了中医养生保健机构的人员配备条件，包括机构从业人员不少于3人，开展项目服务的工作人员与所开展的经营项目比例不得低于1 ∶ 1。见表3–2。

表3–2　单个机构从业人员配备情况统计

属性	选项	机构数量	比例（%）
从业人员数量	小于3	225	47.87
	大于等于3	245	52.13
	合计	470	100
从业人员数与项目数比	小于1 ∶ 1	38	8.09
	大于等于1 ∶ 1	432	91.91
	合计	470	100

本次调查的受访各个中医养生保健服务机构从业人员数量最大值为64人，最小值为1人，平均各机构配备从业人员数量约为3人，52%的受访机构基本达到《中医养生保健服务机构基本标准（试用稿）》所规定从业人员不少于3的标准。此次调查开展经营项目种类数量最大值为5，最小值为1，开展的经营项目数量平均值为1，从业人员与项目数比例达标的机构有432家，约占92%。

为了解各个经营项目的人员配备情况，比较分析各个经营项目的达标机构数。人员与项目比例大于等于1 ∶ 1即标记为达标，人员与项目比例小于1 ∶ 1则为不达标。有94.38%的美容类经营项目机构位居第一，洗浴类有92%的机构达标。而仅有59%开展了理疗项目的机构人员配置情况达标。见表3–3。

表3–3　各经营项目人员与项目数比例达标情况

	人员与项目比例达标机构数（个）	比例（%）	比例不达标机构数（个）	比例（%）	总计（个）
美容	151	94.38	9	5.63	160
洗浴	125	91.91	11	8.09	136
足疗	171	91.44	16	8.56	187
汗蒸	7	87.50	1	12.50	8
推拿按摩	87	78.38	24	21.62	111
减肥	27	77.14	8	22.86	35
体验	8	61.54	5	38.46	13
理疗	24	58.54	17	41.46	41

1.2.3 人员持证情况

本次调查的 519 家中医养生保健机构共有 172 名从业人员反馈了其持有各类机构颁发的资质证书。62 名拥有职业技能合格证，芳香师、养生调理师等其他资格证的从业人员占到最大多数，其次有 60 名受访从业人员拥有按摩证，再者是美容资格证和美容美发类相关资格证的从业人员有 36 人。此外还有中医师、针灸师 12 人，以及足浴、纤体师相关资格证各 1 人。见表 3-4。

表 3–4 各个经营项目下资质持有情况统计

经营项目	对应资质	机构数	开展对应项目持证机构数	机构资质覆盖率（%）	人员数	开展对于项目机构的持证人员数	人员资质覆盖率（%）
推拿按摩	按摩证	120	22	18.33	423	60	14.18
美容	美容资格证、美容美发师	180	16	8.89	435	36	8.28
其他（含汗蒸、体验等）	其他（含职业技能合格证、芳香师、养生调理师等）	31	2	6.45	117	62	52.99
理疗	中医师、针灸师	47	3	6.38	108	12	11.11
减肥	纤体师资格证	40	1	2.50	123	1	0.81
足疗	足浴证书	196	1	0.51	709	1	0.14
洗浴	无	140	—	—	546	—	—

（注：没有受访者反馈有洗浴对应资格证，因此洗浴经营项目下资质覆盖率无法计算）

1.2.4 南岸中医养生保健服务机构卫生许可证及营业执照持有情况

依照《中医养生保健服务机构基本标准（试用稿）》关于机构管理相应管理规定，机构大厅醒目位置不仅要悬挂《营业执照》《卫生许可证》，还应当标明《服务项目收费标准》及在职人员情况介绍。在本次摸底调查中，有 83 家机构尚未获取营业执照，属于违法经营的机构占约 16%，有 115 家机构并未获得相关的卫生许可证书，占 22%。

1.2.5 南岸中医养生保健机构工种

在对机构工种的调查中，有 370 家中医养生保健机构反馈了其机构具体工种情况，见表 3-5。

表 3–5　南岸区中医养生保健机构工种统计

工种分类	工种类别	人数	比例（%）
技术类	按摩师、推拿按摩师	398	32.95
	技师	389	32.20
	美容师、美容按摩师	335	27.73
	健康师、康复师、催乳师、养生咨询、中医保健	30	2.48
	足疗师、修脚师、足浴按摩师	29	2.40
	美体师、纤体师	13	1.08
	洗浴师	8	0.66
	理疗师	6	0.50
管理类	负责人	34	40
	服务员	34	40
	前台	10	11.76
	院长助理	2	2.35
	学员	2	2.35
	顾问	2	2.35
	其他	1	1.18

中医养生保健机构从事按摩师、技师、美容师的工作人员占主流。在管理类方面，负责人、服务员和前台工种人数分别约占 40%、40%、12%。相关持证情况，见表 3-6。

表 3–6　南岸区中医保健机构资质与持证情况统计

工种	对应资质	总机构数	对应工种持证机构数量	机构持证人员覆盖率（%）	总人数	对应工种持证人数	人员资质覆盖率（%）
推拿按摩	按摩证	29	11	37.93	61	20	32.79
美体、纤体	纤体师资格证	5	1	20	9	1	11.11
美容按摩	美容资格证、美容美发师	93	12	12.90	215	29	13.49
其他（含康复师、健康师、催乳师、中医保健、养生咨询等）	其他（含职业技能合格证、芳香师、养生调理师等）	16	1	6.25	30	2	6.67
足部服务	足浴证书	9	0	0	21	0	0
洗浴	无	1	无	0	8	无	—
理疗师	中医师、针灸师	1	0	0	6	0	0
技师	无	133	无	0	389	无	—

推拿按摩类机构资质覆盖率及从业人员覆盖处于首位。而本次调查中开展了足

部服务、洗浴和理疗项目的机构中没有一位从业人员持有对应相关资质证书，由于应答者所填写的技师项目分类笼统，对应所持资质较杂，此处未统计。

1.2.6　中医养生保健机构所开展的服务项目

519 家中医养生保健机构倾向于同时开展多种服务。其中各项服务的数量上（见图 3–1），推拿按摩项目是多数机构的首选；其次有 43% 的中医养生保健机构选择了拔火罐服务；接着是中医洗浴项目；此外有接近 1/5 的中医养生保健机构开展艾灸服务。还有较少一部分开展点穴减肥、中药敷面等服务。

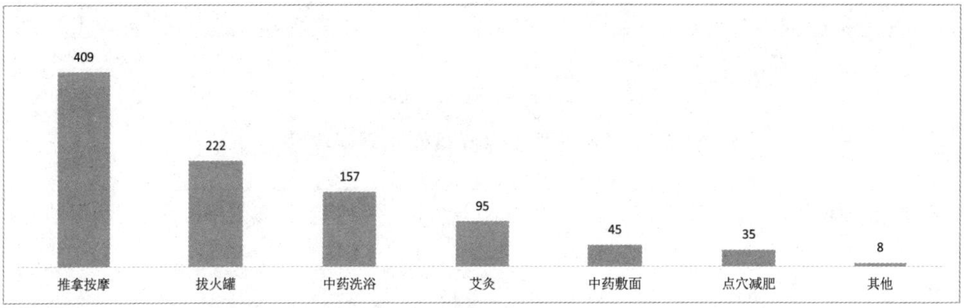

图 3–1　南岸区中医养生保健机构开展的服务项目情况

1.2.7　中医养生保健服务机构违规情况

依照 2016 年国家中医药管理局发布的《关于促进中医养生保健服务发展的指导意见》相关内容，中医养生保健机构不得以涉及中医药预防、保健、养生等为名或假借中医理论和属于开展虚假宣传或宣传治疗作用，同时中医师在提供保健咨询和调理服务中不得使用针刺、牵引、中医微创技术、中药灌洗肠等具危险性的技术方法。具体而言，在招牌名称、经营项目及宣传介绍中不得使用“中医”“医疗”“治疗”等医疗专业术语，同时禁止使用医疗器械如针刺等具危险性的技术方法。

本次调查，发现宣传广告或招牌上含有“中医”二字的机构有 24 家，违规率为 4.6%；店面广告内容宣传有治疗效果的机构有 29 家，违规率为 5.6%；开展中医养生保健服务过程中使用了医疗器械的机构有 19 家，违规率为 3.6%；违规使用牵引器具的机构有 11 家，违规率为 2.1%。

根据相关指导文件，对所有机构进行违规情况分析，违规情形设立了 7 类：

（1）广告违规。宣传广告或招牌上含有“中医”二字；店面广告内容宣传有治疗效果的机构；使用了医疗器械的机构。

（2）器具违规。常见的是违规使用牵引器具（属于医疗设备）。

（3）面积违规。小于 100 平方米的是违规。

（4）人员违规。机构从业人员少于 3 人是违规。

（5）开展项目服务的工作人员与所开展的经营项目比例低于 1 ：1 是违规。

（6）独立消毒间没有设置就是违规。

（7）消毒频次违规。不是一客一换的就是违规。

凡是有违背的进行计数。结果如下（见表 3–7），其中较多机构有 1—3 种类型违规，完全合规的仅 10.96%。

表 3–7　中医养生保健机构违规情况统计

违规类型计数（种类）	0	1	2	3	4	5	6	7
机构数（个）	63	131	135	164	53	21	12	4
比例（%）	10.96	22.43	23.12	28.08	9.08	3.60	2.05	0.68

1.2.8　公共用品使用及消毒情况

本次调查统计了南岸区中医养生机构在保健服务过程需要使用到的工具等公共用品，包括床单、面盆等。其中床单使用率为 94%，毛巾的使用率为 88%，74% 的机构会使用面盆。有 44%—42% 的中医养生机构会使用到拖鞋和火罐，以及 36% 的机构使用刮痧板并提供刮痧服务。

本次调查中还对机构是否消毒以上使用的工具进行统计，发现 496 家机构表示对使用工具既清洗又进行消毒，有 5 家未清洗未消毒，有 10 家机构只对以上服务过程所使用的工具进行了清洗但并未消毒。

与此同时，为了深入了解受访中医养生保健服务机构的公共卫生清洁情况，具体调查了各个机构是否具有公共用品消毒设施、是否有公共用品专用消毒间以及公共用品清洗消毒频率。见表 3-8。

表 3-8　南岸区中医保健机构公共用品消毒情况

选项		人数	比例（%）
是否具有公用用品消毒设施	物理消毒	205	39.50
	化学消毒	190	36.61
	物理又化学	72	13.87
	否	18	3.47
	外洗	39	7.51
是否设置有公共用品专用消毒间	是	168	33.01
	否	341	66.99
公共用品清洗消毒频率	一客一换	426	83.53
	每天换洗	75	14.71
	大于一天	9	1.76

有 18 家机构没有消毒设施，对公共用品用具既没有进行物理消毒行业没有进行化学消毒。近三分之一的中医养生保健机构没有设置专用的消毒间，依据试行《中医养生保健服务机构基本标准》中场所环境的要求，开展有操作类项目时，应当设置独立消毒室，且使用面积不低于 6 平方米。受访的共计 505 家南岸区中医养生保健机构中，有 84% 的机构达标，对公共用品用具消毒一客一换，其余 16% 则在清洁消毒上存在违规。根据《公共场所卫生管理条例实施细则》第十四条规定，公共场所经营者提供给顾客使用的用品用具应保证卫生安全，反复使用的用品用具应做到一客一换。因此"每天一换"甚至"超过一天后更换"的消毒频率属于违规。

1.2.9　连锁店与非连锁店比较

南岸区调研的 593 家机构的数据中，169 家机构属于连锁，剩下的 424 家是非连锁，连锁机构数量比例占到 28.5%。连锁店在证照、消毒间等硬件设施方面好于非连锁，但本次横断面调查发现，非连锁机构在公用用品消毒方面优于连锁点。在对某些工具（刮痧板等）、消毒方式、消毒频率方面，连锁与非连锁机构没有统计学差异（$P>0.05$）。连锁机构和非连锁机构在四个方面有统计学差异（$P<0.05$），见下表（3.9）。

表 3-9　连锁与分连锁机构具有统计学差别的情况

	非连锁（%）	连锁（%）
取得营业执照	81	93
取得卫生许可证	71	91
公用用品消毒设施（物理、化学、外包）	88	83
设置公共用品专用消毒间	25	42

1.2.10　未开展中医养生保健项目的机构情况

南岸区摸底调查中，有 65 家未挂牌“中医”二字的保健服务机构，这些机构其经营面积在 100 平方米以下的机构有 32 家，100 平方米到 1000 平方米经营项目的机构有 33 家，65 家未开展中医保健项目的服务机构主要经营如美容、洗浴、推拿按摩这类项目。分别有 27 家提供美容服务，22 家提供洗浴服务，汗蒸体验有 11 家，推拿按摩有 10 家，足疗 9 家，减肥 7 家，理疗 2 家。有 54 家机构有卫生许可证，44 家机构有营业执照。65 家未开展中医项目的保健服务机构仍有 17% 的机构没有取得营业执照而非法经营，另外有 32% 的服务机构没有获得卫生许可证。持有美容资格证 2人。

65 家未开展中医养生服务的保健机构调查结果多数项目的回答样本量较少，不够具代表性。除已罗列的项目之外，仅有从业人员文化程度、从业人员性别、从业人员年龄分布三个项目回收有超过 10 个调查样本。本次调查中，未开展中医保健项目的服务机构有 6 名男性雇员，45 名女性从业人员，男性比例为 19%。这些雇员中 21—30 岁的 34 人，31—40 则岁有 6 人，41 岁以上有 5 人。他们中有 26 人为初中及初中以下学历，27 人高中文化，3 人大专及大专以上文化水平。

1.3　讨　　论

1.3.1　中医保健服务需求量大，行业前景较好

改革开放以来，随着社会经济的不断发展，国民对健康的关注度越来越高，希望防患于未然，而中医“治未病”理念恰好与这种需求相契合，此类庞大需求促使我国中医养生保健服务业快速发展，中医养生保健服务机构的数量迅速增长。国家非常重视“治未病”理念，自 2007 年国家中医药管理局开展“治未病”健康工程以来，试点范围由中医医院逐步扩大到综合医院、专科医院、社区卫生服务机构以及中医

药预防保健机构，建立治未病中心服务点[①]。还出台了不少相关性的支持性政策鼓励养生保健服务行业的建设和发展，例如 2013 年国务院发布《国务院关于促进健康服务业发展的若干意见》(国发〔2013〕40 号)，鼓励有资质的中医师到中医养生保健服务机构提供保健咨询和调理等服务。政策环境有利于中医养生保健机构的发展。

1.3.2　中医养生保健服务行业准入门槛低且缺乏监管

在开展中医养生服务的 519 家机构的摸底调查中，发现有 83 家机构尚未获取营业执照，属于违法经营的机构占约 16%；同时受调查的 519 家机构中 115 家机构并未获得相关的卫生许可证书，占 22%。《公共场所卫生管理条例实施细则》提到，国家对公共场所实行卫生许可证管理，并由各地卫生行政部门对公共场所进行监督。然而 2013 年《重庆市公共场所卫生管理许可办法》中规定，重庆市只对以下公共场所实行卫生管理：住宿场所、交际场所、沐浴场所（公共浴室、温泉浴室、桑拿室、足浴室、婴幼儿沐浴室）、美容美发场所（美容院、理发店）、游泳场所、娱乐与文化场所、交易场所、就诊场所与交通场所。可见，法律规定中受卫生行政部门监督的公共场所中未设置中医养生保健场所类别，此类机构不受卫生行政部门的审批和监督。再者，根据 2015 年《重庆市工商行政管理局关于调整工商登记前置行政许可项目的通知》（渝工商发〔2015〕2 号），公共场所类的工商登记许可不需要卫生行政部门的前置审批，而调整为后置审批。中医养生保健机构（涉及洗浴、美容美发场所）无需卫生把关，这导致难以从准入角度进行严格把关，缺乏监管。

1.3.3　中医养生保健服务经营种类混乱

中医养生保健服务经营范围较为混乱，对应经营项目种类、工种资质并无行业标准。本次调研统计，将服务项目归纳为足疗、洗浴、推拿按摩、美容、理疗、减肥、其他（包括汗蒸、体验等）；资质证书概括为按摩类、美容类（包括美容资格证、美容美发资格证）、中医类（含中医师、针灸师等）、足浴证书、纤体师资格证、其他类（包括职业技能合格证、芳香师、养生调理师等）；将原始问卷中如推拿师、推拿按摩师等类似的技术工作项目统一归类，最后确定为按摩类、技师、美容类、足部类、美体类、洗浴类、理疗类、其他等八种技术类工种。调查所得资质证书情况是基于实

---

① 于晓彦，汤少梁，王高玲．“治未病”理念下的中医特色预防保健服务及政策研究 [J]. 中国卫生政策研究，2015(2)：71–75.

际 584 家重庆南岸区中医保健养生机构的调查结果进行归类的，经营项目与工种分类的重新设置与现有从业人员持有资质情况相对应。其次，将相近相同类别的经营项目和工种归纳概括，更便于统计数据处理数据。最后，本调查各分类根据实践工作进行安排，由现实市场现状归纳分类，符合实际市场服务提供，具一定合理性。

1.3.4　从业人员所持有资质混乱

《中医养生保健服务机构基本标准（试用稿）》虽然对从业人员的素质资格进行了相应的规范，却不具体，“工作人员应具备国家有关部门颁发的相应资质证明”过于宽泛，各种证件都成为职业技术资格凭证、可信度低。

本次调查开展了“美容”经营项目的中医养生保健机构共 180 家，但其中仅有 16 家机构聘用了持有美容资格证的工作人员，即占总数的约 9%，受调查机构中持美容资格证上岗的总人数只有 26 人。同时，经营推拿按摩项目的养生保健机构共 120 家，机构从业人员持有按摩资质证书的有 22 家，约占总数的 18%，共计 51 位持按摩证工作人员，其中持有高级按摩证的有 5 人，6 位持中级按摩证。此外，本次调查中所有登记的从业人员中有 17 人拥有职业技能培训合格证，3 人具有养生调理师资质，1 人持有足浴上岗相关证书，10 人持有针灸师相关证书，1 人持有纤体师资格证。南岸区中医养生保健服务机构中从业人员持证率低下，没有达到《中医养生保健服务机构基本标准（试用稿）》所要求的最低人员配备资质（从事中医养生保健服务的工作人员应具备国家有关部门颁发的相应资质证书），再加上从业人员已有资质证书的评估体系发展不全，服务质量与安全难以得到保障。

近年国家原则上取消四类职业资格：包括国务院部门设置的没有法律法规或者国务院决定作为依据的准入类职业资格；国务院部门设置的有法律法规依据但与国家安全、公共安全、公民人身财产安全关系并不密切的职业资格；国务院部门和行业协会、学会自行设置的水平评价类的职业资格和地方各级政府及有关部门自行设置的职业资格。简政放权对资格证管控不断放松，比如 2015 年底人社部决定废止原劳动保障部《招用技术工种从业人员规定》，其中保健按摩师、美容师、美发师等与可能中医养生保健服务机构相关的职业不再要求持证上岗。在激发就业创业活力的同时，中医养生保健机构从业门槛更低、卫生监管更困难，因此要进一步落实行业标准和监管责任。

1.3.5　中医养生保健服务机构行为不规范

本次调查中，店面广告内容宣传有治疗效果的机构有 29 家，违规率为 5.6%；开展中医养生保健服务过程中使用了医疗器械的机构有 19 家，违规率为 3.7%；违规使用牵引器具的机构有 11 家，违规率为 2.1%。调查结果显示，参与调查的个别中医养生保健服务机构有夸大保健服务效果，给民众身心健康造成伤害风险。

1.3.6　中医养生保健服务机构存在卫生隐患

在本次调查中，有 18 家机构没有消毒设施，对公共用品用具既没有进行物理消毒也没有进行化学消毒。以及有 2/3 的中医养生保健机构没有设置专用的消毒间，依据试行《中医养生保健服务机构基本标准》（试行稿）中场所环境的要求，开展有操作类项目时，应当设置独立消毒室，且使用面积不低于 6 平方米。根据《公共场所卫生实施细则》第二章第十四条、第十五条规定，公共场所经营者提供给顾客使用的用品用具应当保证卫生安全，可以反复使用的用品用具应当一客一换，按照有关卫生标准和要求清洗、消毒、保洁。禁止重复使用一次性用品用具。参与调查的南岸区中医养生保健服务机构中接近 84% 的店家做到了一客一换，15% 的中医养生保健服务机构每天对公共用品用具清洗更换一次。仍有大批中医养生保健机构不仅不具备专用的消毒间，甚至做不到一客一换，公共用品用具的清洗频率过低。不是沐浴场所和美容美发场所之类的机构，也不受《公共场所卫生管理条例实施细则》管控，其卫生情况缺乏有效监督。

2　南岸中医养生保健从业人员培训需求调查

2.1　数据来源和方法

2016 年底，南岸区卫生执法监督局组织南岸区中医美容机构从业人员参加免费培训，对此次参加培训的人员进行了问卷调查，以测试培训效果及人员培训意愿、满意度，以及将所学投入实际工作意愿等问题，对官方组织人员培训课程开发提供证据。共收回有效样本 182 份。

2.2　结果及讨论

调查对象情况见表 3-10。

表 3-10　南岸中医美容机构参训人员人口属性

分类属性		人数	比例（%）
性别	男	17	9.34
	女	165	90.66
年龄	20 岁以下	2	1.10
	20—30 岁	74	40.66
	31—40 岁	69	37.91
	41—50 岁	30	16.48
	51—60 岁	7	3.85
学历	初中	42	23.08
	高中 / 中专	85	46.70
	大专	46	25.27
	本科及以上	9	4.95
从业年限	6 个月以下	5	2.75
	6 个月—1 年	9	4.95
	1—3 年	38	20.88
	3 年以上	130	71.43
岗位	一线提供保健服务的从业人员	66	36.26
	管理人员（含财务）	71	39.01
	投资人	27	14.84
	前台及服务人员（不直接提供保健服务）	18	9.89

学历为大专以上的占 37.15%，19 个大专学历、2 个本科学历的人员没有填写专业，剩下填写具体专业有 27 人为大专学历分别为，工商管理 5 人、市场营销 2 人、医疗美容技术专业 3 人、会计 4 人、国际经济与贸易 2 人、中医专业 2 人；其余的专业有物流管理、机械制造、临床医学、日语、经济管理、工业分析与检验、护士、物联网、法律各 1 人。与医疗技术相关的专业仅 5 人。6 个本科学历填写情况是工商管理 2 人，其余法律、中文、英语、机械自动化专业各 1 人。

关于培训的必要性，有 181 人（99.45%）认为非常有必要，1 人（0.55%）认为可有可无，0 人认为不必要。关于保健机构内部对员工的培训情况，111 人（60.99%）表示会有定期和不定期培训，61 人（33.52%）表示仅有定期培训，10 人（5.49%）表示会有不定期进行培训。当问及“您过去 6 个月参加培训的次数”，14 人（7.69%）

没有参加任何培训，80 人（43.96%）为 1—3 次培训，44 人（24.18%）选择 4—6 次，有 44 人（24.18%）选择 6 次以上。培训需求见表 3-11，对本次培训评价见表 3-12。

表 3-11　从业人员培训喜好和需求调查

培训偏好	选项	小计	比例（%）
哪两种培训方式您最喜欢	企业内部老员工带教	101	55.49
	企业外聘请专业师资	101	55.49
	参加第三方机构组织的培训	102	56.04
	参加政府组织的培训	98	53.85
您希望培训的基本上时长（单选）	3 小时以下	37	20.33
	半天	92	50.55
	一天	45	24.73
	一天以上	8	4.40
您喜欢的几种培训方法	课堂讲授	162	89.01
	网络平台	111	60.99
	师带徒	91	50
	自学	13	7.14
您最希望哪几种培训师类型	高校知名教授	78	42.86
	行内经验丰富专家	155	85.16
	中医保健行业的职业培训师	136	74.73
	中医保健机构内部优秀员工	48	26.37
您最希望学习哪几种培训内容	企业的基本情况与制度	67	36.81
	中医保健相关的业务知识	160	87.91
	职业道德与素养	100	54.95
	操作技能培训	116	63.74
	从业相关法律法规	94	51.65

50.55% 的人喜欢半天的时间进行培训，培训组织方方面，第三方组织（56.04%）和企业内部、老带新（55.49）组织略高于政府组织（53.85%）。课堂讲授（89.01%）、网络平台（60.99%）的方式更受欢迎。师资方面，学员最期待的是具有实践经验的业内专家（85.16%）、行业内职业培训师（74.73%），高于高校知名教授（42.86%）。

表 3-12　从业人员对本次培训的评价

本次培训量	很多	30	16.48
	刚好	136	74.73
	不够	16	8.79

续表

培训内容是否能满足工作所需	能满足	123	67.58
	一般	51	28.02
	不能满足	8	4.40
培训加强了您的中医保健知识储备	很有帮助	97	53.30
	有帮助	84	46.15
	不知道	0	0
	没帮助	1	0.55
	完全没用	0	0
本次培训提升了您的职业素养吗	很大提升	73	40.11
	提升	97	53.30
	一般	12	6.59
	没提升	0	0
	完全没用	0	0
本次培训提升了您的职业操作技能吗	很大提升	63	34.62
	提升	91	50
	一般	25	13.74
	没提升	3	1.65
	完全没用	0	0
您对本次培训满意吗	非常满意	88	48.35
	满意	87	47.80
	一般	7	3.85
	不满意	0	0
	非常不满意	0	0
将本次培训理论运用到实践的意愿	非常愿意	110	60.44
	愿意	70	38.46
	不知道	1	0.55
	不愿意	1	0.55
	很不愿意	0	0

总体而言，96.15% 对本次培训满意，本次培训非常满意的有 48.35% 人。84.62% 的人认为培训提升了职业操作技能，84.62% 的人认为培训提升了职业操作技能，有 98.9% 愿意学以致用，93.41% 的人认为培训提升职业素养，99.45% 的人认为培训增加了中医保健知识储备。74.73% 认为培训量合适，67.58% 认为培训量能满足工作所需。其他建议包括，“多增加专业知识和技能内容”，“希望养生培训更精细化”，“培训更具体的中医养生知识”，“应该分类培训，管理的培训和职业技术方面分开”，“中医美容知识案例再多一点会更好”，“非常希望经常举办这种培训”。说明在

培训量和内容方面还有待调整。

3　南岸中医养生保健从业人员培训效果调查

为提升社会性中医保健机构从业人员的服务质量水平，2015 年 8 月，南岸区卫生计生家督执法局协同南岸区医学会进行了四场培训。一是开展法律法规的培训，使经营者和从业人员规范经营，不超范围从事医疗服务行为；二是开展中医预防保健知识与技术的培训，分别就推拿按摩保健知识；三是开展学习中医基础理论及美容按摩和中医诊疗与养生保健的区别；四是开展医体质辨识、艾灸、拔罐、推拿、刮痧疗法技术讲座，对从业人员进行培训。通过对参训人员笔试以考察培训效果，本次考试形式为开卷，分数设置为 100 分。参与考试的从业人员主要来自三大类中医养生保健服务机构，根据其所提供中医保健服务种类而分：推拿按摩类、中药洗浴敷面类和养生保健类。

培训内容具体为：

推拿按摩类：应围绕经络、穴位、保健按摩、足疗、经络瑜穴学、按摩学基础、足底按摩、全身保健按摩手法及操作程序等进行；

中医养生保健类：应围绕非法行医的定义、中医基础理论、中医体质辨识、火罐刮痧疗法、拔罐、刮痧操作程序等进行；

中药洗浴、敷面类：应围绕中医基础理论、经络学、精气学、气血津液的功能和美容、耳穴美容法等进行。①

3.1　数据来源和方法

本次调查了采用 Microsoft Excel 软件建立数据库，用 Excel 对数据进行分析。数据分析对象为参加培训的从业人员培训考试的试卷得分，在数据分析的过程中，我们以每一家中医养生保健服务机构参加考试人员的平均分作为该机构的考试成绩，进行分析比较，以确保分析结果的逻辑性。经过无效数据剔除，有效记录共 176 家中医养生保健服务机构参与考试，有效考试人员共计 417 人。将参与培训答题的中

① 峗怡，鄢庆波，池苇，等. 重庆市南岸区社会办中医养生保健服务机构从业人员培训情况探讨 [J]. 现代医药卫生，2017，33(6):942–944.

医养生保健服务机构分为推拿按摩类、中药洗浴敷面类和养生保健类三类，针对三种考卷的培训成绩进行分类研究，机构分类方面主要对照摸底情况总表中机构开展的养生保健种类来分，而非纯粹根据机构名来分，比如有些足疗机构他只提供推拿按摩的服务就分到了推拿按摩类。

3.2 结　　果

本次调查涉及推拿按摩类中医养生保健服务机构 75 家，中药洗浴、敷面类中医养生保健服务机构 71 家，养生保健类中医养生保健服务机构 30 家。见表 3–13。

表 3–13　三类机构分数区间分布情况（分，%）

分数区间	0—59	60—69	70—79	80—89	90—100	机构数
推拿按摩	0	0	4（5.33%）	15(20%)	56(74.67%)	75
中药洗浴	0	1(1.41%)	3(4.23%)	15(21.13%)	52(73.24%)	71
养生保健综合类	1(3.33%)	1(3.33%)	0	3(10%)	25(83.33%)	30
合计	1(0.57%)	2（1.14%）	7（3.98%）	33（18.75%）	133（75.57%）	176

176 家中医养生保健服务机构中，总体的机构平均分（91.3 分）、人员平均分（91.6 分）都达到了 90 分以上，总的来说此次培训取得一定效果。但从机构或人员分数极值来看，不难发现仍有一些中医养生保健服务机构在此次培训考试中的表现不尽如人意。尤其是中药洗浴、敷面类和养生保健类中医养生保健机构的人员最低分数都在 60 以下，机构成绩最低在 60 分上下浮动。见表 3-14。

表 3–14　南岸区中医养生保健服务机构从业人员培训考试成绩数据

机构分类	机构平均分（机构个数）	人员平均分（同类机构的人员数）	人数占比（%）	机构数占比（%）	个人最低分	个人最高分	机构最高分	机构最低分
推拿按摩类	91.3（75）	91.62（157）	37.65%	42.61%	70	100	100	70
中药洗浴、敷面类	91.8（71）	92.3（175）	41.97%	40.34%	45	100	100	66.6
养生保健综合类	90.2（30）	90.2（84）	20.14%	17.05%	45	100	100	57.5

（注：机构平均分 = 某类机构所有机构成绩之和 / 某类机构个数；人员平均分 = 某类所有考试人员分值之和 / 某类从业人员考试人数；机构最高 / 低分 = 机构成绩中的最大值 / 最小值。）

参加培训考试的中医养生保健服务机构中，75 家保健服务机构中绝大部分机构都取得了优良的考试成绩，有 4 家的考试成绩处于中等水平以下。参加此次培训考核的人员中，从事中药洗浴敷药服务的人员较多，其中该类机构最低分为 66.6 分，人员最低分为 45 分。养生保健类中医养生保健机构的数量最少，养生保健类保健服务机构的特征是提供多种中医保健服务，例如同时提供按摩、足浴、艾灸等服务，不偏向某一类服务。其成绩分布情况类似，多数机构的成绩在 90 分以上，但提供综合服务类机构最低成绩为 57.5 分。

3.3　讨　　论

3.3.1　加强分类培训管理

南岸区推拿按摩类、中药洗浴敷面、养生保健类中医养生保健服务机构最高成绩（三类机构皆为 100）与最低成绩分别为 30 分、33.4 分、42.5 分。这样的差距不利于分行业中医养生保健服务机构的发展，在一定程度上，参差不齐的服务质量会整个中医养生保健服务行业受到影响，“害群之马”容易加深民众对保健服务“坑蒙拐骗”的刻板印象。以培训为契机，提高落后机构水平，将是规范中医养生保健服务业的关键之一，可为南岸形成知识与技能兼备的规范化中医养生保健服务奠定人力基础。中医养生保健服务所需要的专业技能非一朝一夕之功，在本次培训考试中，推拿按摩、中药洗浴类机构在取得 90 分以上成绩方面占比略过半，而综合类中医养生保健服务机构所涉及的服务项目较多，人员异质性更强，平均分有所拉低。

3.3.2　加强有针对性的扶弱培训

南岸区中药洗浴敷面、养生保健类中医养生保健服务机构的最低个人成绩都为 45 分，直接影响了两类中医养生保健服务机构的整体水平。原始数据中，这两大类机构中分别只有一人成绩 45 分，但拉低了总体成绩水平。基于这样的现象，我们认为，要真正意义上提升中医养生保健服务行业的整体素质、服务水平，要注重机构整体的发展，更应着眼于机构中个人的发展，特别对成绩较差的人员集中补习知识技能，加强外部培训与机构内部人员的传帮带，共同维系中医养生保健服务行业可持续发展的环境。

3.3.3　定期组织知识技能培训

从数据分析中可以看出，南岸区共有 176 家服务机构派出工作人员参与培训与考试，并且大多数从业人员都取得了良好的考试成绩。通过定期的知识技能培训及考核，可动态了解南岸中医养生保健服务机构的发展状况与变化趋势，有利于监控养生保健服务整体水平。通过培训促进了南岸区社会性独立养生保健服务机构从业人员对常用中医预防保健知识和技术的了解和掌握，有利于规范并引导其服务行为，提高全区中医预防保健服务人员队伍的整体素质，为提升养生保健服务供给侧服务水平起到正向作用。

由于考试形式仅为笔试等原因，并不能成为检验培训效果的唯一标准，如果想到得到值得信赖的检验结果，可以实地考察其服务项目，或者增加实际操作技能考试，可以更全面的评估。此次培训分数数据为一次性横截面数据，所以不能动态反映出长期的状态，建议可以增加在人员培训方面的经费投入，建立社会性中医养生保健服务机构人员的长效培训机制。

3.4 从业人员素质提升建议

3.4.1 重视高校、职业院校中医保健人才培养学科体系建设

中医养生保健机构从业人员良莠不齐，很多从业人员只是在其机构内部进行学习培训相关技能，在进入该机构之前从未从事此类服务或者了解相关专业知识。进入中医养生保健机构后仅通过经验学习，然后上岗服务。中国健康产业的未来市场容量决定了我国需要更多的专业性养生保健人才。应促进校企合作办学，着力培养中医临床紧缺人才和中医养生保健等中医药技术技能人才。规范并加快培养具有中医药知识和技能的健康服务从业人员，探索培养中医药健康旅游、中医药科普宣传、中医药服务贸易等复合型人才，促进发展中医药健康服务与落实就业创业相关扶持政策紧密衔接。① 企业应满足中医养生保健行业的专业人才的需求，设立人才激励机制。

3.4.2 中医医师带动中医保健技师，先进带后进

《“健康中国 2030”规划纲要》提到，“要鼓励中医医疗机构、中医医师为中医养生保健机构提供保健咨询和调理等技术支持。”提高养生保健服务水平，推广科学规范、安全有效、丰富多样的中医养生保健方法和技术，满足人民群众多层次、

---

① 胡凌娟，李瑞锋，文占权，等. 中医养生保健市场存在的问题及监管模式 [J]. 中国医药导报，2014，11(30):116–119.

多样化的健康服务需求，专业的中医师应当在养生保健机构内向其提供专业的保健咨询和调理等服务。[1]通过中医师的规范指导来提升中医养生保健机构服务的专业性，并促进养生保健市场的健康发展。

3.4.3　统一规范人员培训考核机制

目前，国内许多中医类院校都已开设了中医养生学、中医美容学、中医推拿学等相关专业，校内也有针对其他专业学生开展的保健养生培训课程，并为通过考试的学生颁发资格认定证书。相关部门也增加了推拿按摩师等专业人才的职业培训和资格鉴定[2]。中医养生保健行业的从业人员的学历偏低，大多并非中医学院科班出身，而是通过各种培训班速成入行。中医保健相关知识和专业的手法技能，都需要长时间实践操作训练才能达到。加强校企合作培养人才，中医养生保健机构可与医学院校、中医院合作，或者请第三方专业培训机构，利用讲座、实习机会开展专业培训。

中医养生保健的从业人员在取得从业资格证书后，应定期接受相关机构的考核，淘汰不符合标准的从业人员。推进职业教育学历证书和职业资格证书“双证书”制度，建设中医药职业技能培训鉴定体系。拓宽中医药健康服务技术技能型人才岗位设置，制定中医药行业特有工种培训职业技能标准，加强中医药行业特有工种培训，推动行业协会、学会有序承接中医药健康服务水平评价类职业资格认定具体工作。[3]

4　南岸中医养生保健机构卫生状况调查

4.1　数据来源和方法

2015 年 9 月，南岸卫生监督局随机选取了 69 家不同规模、不同行业的社会性独立中医养生保健服务机构进行了抽样监测。其中，选取推拿按摩和点穴减肥类中小规模各 10 家，大规模 2 家；选取中药洗浴类中小规模各 10 家，大规模 2 家；选取拔火罐类的中小规模各 5 家；选取中药敷面的中小规模各 5 家，大规模 2 家；其他

---

① 国家中医药管理局办公室 . 中医师在养生保健机构提供保健咨询和调理等服务的暂行规定 [R]. 国家中医药管理局 .2016.

② 韩颖萍，王明 . 中医养生保健在我国的发展现状及思考 [J]. 世界中西医结合杂志，2014，9(9):998–1000.

③ 国务院办公室 . 国务院关于促进健康服务业发展的若干意见 [R]. 国家中医药管理局 .2013.

类3家包括有胸部护理、指压按摩和刮痧全部监测。原则上选取有无公共用品用具消毒设施的机构各占一半。通过卫生监测能够掌握南岸区社会性独立中医养生保健机构的卫生学现状，为制定政策提供依据。

监测项目包括场所的空气、微小气候、顾客用品用具及开展中医保健操作器具的消毒效果监测等。中医养生保健机构的服务环境、用品用具应参照《公共场所卫生管理条例》《室内空气质量标准》《声环境质量标准》《公共场所用品卫生标准》《消毒技术规范》等有关规定执行（见表3-15）。

表3-15 检测分类行业、项目、参考标准

监测分类行业	监测项目	参考标准
推拿按摩、点穴减肥	一氧化碳、二氧化碳、床上卧具、毛巾、从业人员手部、牵引器具	旅店业卫生标准（GB 9663—1996）、医院消毒卫生标准（GB 15982—1995）
中药洗浴	一氧化碳、二氧化碳、照度、浴池水浊度、毛巾	公共浴室卫生标准（GB 9665—1996）、旅店业卫生标准（GB 9663—1996）
拔火罐	床上卧具、从业人员手部、火罐	旅店业卫生标准（GB 9663—1996）、医院消毒卫生标准（GB 15982—1995）
中药敷面	床上卧具、毛巾、从业人员手部、面膜盆	旅店业卫生标准（GB 9663—1996）、医院消毒卫生标准（GB 15982—1995）
胸部护理	床上卧具、毛巾、从业人员手部	旅店业卫生标准（GB 9663—1996）、医院消毒卫生标准（GB 15982—1995）
指压按摩	床上卧具、毛巾、从业人员手部	旅店业卫生标准（GB 9663—1996）、医院消毒卫生标准（GB 15982—1995）
刮痧	床上卧具、毛巾、从业人员手部、刮痧板	旅店业卫生标准（GB 9663—1996）、医院消毒卫生标准（GB 15982—1995）

标准值选择方面，一般情况按照旅店业卫生标准（GB 9663—1996）、理发店和美容店卫生标准（GB 9666—1996）。但上述指标在公共卫生场所标准中没有全部涵盖检测项目所需的标准，考虑到火罐、牵引器等与人体直接接触，所以筛选医院消毒标准（GB 15982—2012）对中低危险器材的相关规定作为这些物品的细菌标准。

主要进行了合格率分析和单样本检测。对14个项目进行合格率分析，部分项目的单样本分析。单样本均值检验的是样本均值与标准值之间的显著性差异。但床单上大肠菌群、床单上金黄色葡萄球菌、毛巾上大肠菌群、毛巾上金黄色葡萄球菌、面膜盆上金黄色葡萄球菌、牵引器具上金黄色葡萄球菌菌落、刮痧板上金黄色葡萄球菌菌落这7个项目是定类变量，牵引器具上细菌总数和刮痧板上细菌总数样本只有1个，故这9项都不能做单均值检验。最后选取5个项目展开单样本均值检验。

均值差值是指样本均值与标准值之间的总体差值，均值差值为正数说明，数值超标，即为不合格，反之则合格，负数越小，即越负越说明，有害菌落等越少，消毒效果越好。检验标准值为国家规定的各种项目涉及的卫生标准。

4.2　结　　果

4.2.1　检测项目合格率

从 14 个项目的检测结果来看，手上细菌菌落数合格率为 60%，面膜盆上细菌总数合格率为 71.43%，牵引器具上细菌总数合格率为零，这三项合格率偏低。火罐上细菌总数为 90.91%，其他项目合格率都为 100%。见表 3–16。

表 3–16　检测项目合格率

检测项目 (14 项)	检测的机构数	合格标准值设置及依据	合格机构个数	合格率（%）
手上细菌菌落数	50	≤ 10CFU, GB 15982—2012	30	60
床单上大肠菌群	47	不得检出，GB 9663—1996	47	100
床单上金黄色葡萄球菌	47	不得检出，GB 9663—1996	47	100
毛巾上大肠菌群	59	不得检出，GB 9663—1996	59	100
毛巾上金黄色葡萄球菌	59	不得检出，GB 9663—1996	59	100
面膜盆上金黄色葡萄球菌	12	不得检出，GB 9663—1996	12	100
面膜盆上细菌总数	21	低度危险器材的菌落总数 ≤ 200CFU，GB 15982—2012	15	71.43
火罐上金黄色葡萄球菌	11	不得检出，GB 9663—1996	11	100
火罐上细菌总数	22	低度危险器材的菌落总数 ≤ 200CFU，GB 15982—2012	20	90.91
浴池水浑浊度	30	≤ 30，GB 9665—1996	30	100
牵引器具上金黄色葡萄球菌菌落	1	不得检出，GB 9663—1996	1	100
牵引器具上细菌总数	1	低度危险器材的菌落总数 ≤ 200CFU，GB 15982—2012	0	0
刮痧板上金黄色葡萄球菌菌落	1	不得检出，GB 9663—1996	1	100
刮痧板上细菌总数	1	低度危险器材的菌落总数 ≤ 200CFU，GB 15982—2012	1	100
CO 检测值（mg/m^3）	69	≤ 10,GB 9666—1996	69	100
CO_2 检测值 (%)	67	≤ 0.1,GB 9666—1996	67	100

4.2.2　单样本均值检验

有 50 家机构检测从业人员手上细菌菌落总数，样本均值与标准值存在显著性差

（$P<0.05$），说明所抽取的样本与全国整体水平有偏差，手上细菌菌落数合格率为60%，刚及格。均值差值是指样本均值与标准值之间的总体差值，所以在从业人员手上细菌总数这一项目中，原始样本均值超标 8.600FU/cm^2。SPSS 标识个案，并排除异常个案后的，P=0.262（$P>0.05$），在剔除掉 3 个异常值之后，在检测此项目的 47 家机构中，样本均值与标准值不存在显著性差异，说明符合全国样本整体分布水平，样本均值超标 35.22%。

有 21 家机构检测面膜盆上细菌总数项目，样本均值与标准值并没有显著差异（$P>0.05$)，说明所抽取的样本能代表总体样本的分布状况，合格率为 71.43%。检测面膜盆上细菌总数的样本均值比标准值多 1108.618CFU/25cm^2，高 554.3%，超过标准 5 倍多。整体检查效果差，应当加强面膜盆上细菌总数项目应加强督促检查。

22 家机构检测火罐上细菌总数，样本均值与标准值有显著差异（$P<0.05$)，说明所抽取的样本与全国整体水平有偏差，合格率为 90.91%，样本均值差值比标准值低 111.591CFU/25cm，低 55.8%，故火罐上的检查结果达标且比全国情况偏好。在剔除个案后，样本均值与标准值依旧存显著性差异。说明火罐检测项目状况很好，整体情况高于全国标准水平。

30 家机构检测浴池水浑浊度，样本均值与标准值存显著性差异，合格率为 100%，说明抽样机构的样本比整体状况偏好，样本均值比标准值低 28.6NTU，低 95.33%，故浴池水项目的整体检查结果好。

30 家机构检测一氧化碳，样本均值与标准值存在显著性差异，合格率为 100%，说明抽样机构的样本比整体状况偏好，样本均值比标准值低 9.18551mg/m^3，低 91.86%，故一氧化碳项目的整体检查结果好。

30 家机构检测二氧化碳，样本均值与标准值存在显著性差异，合格率为 100%，说明抽样机构的样本比整体状况偏好，样本均值比标准值低 47.8%，故二氧化碳项目的整体检查结果好。

4.3 讨　　论

通过对南岸区 69 家机构的检查报告的项目合格率的计算可以看出，总体情况良好。社会中医养生保健机构从业人员的手上细菌菌落数、面膜盆上细菌总数与国家卫生部门发布的行业标准相比较，合格率不高，从单样本均值检验的分析结果来看，从业人员手上细菌菌落总数，面膜盆上细菌总数的样本均值是高于国家公布的标准的，故各机构在此方面要注重自我监管，履行卫生相关要求，南岸区卫生监督所也应进行定期检测。

检测的项目经过排除异常个案处理能符合整体样本的一般分布状态，说明所抽查的样本中存在个别机构卫生从业人员消毒状况差而引发的离群值情况，故应当加强督促严格对从业人员手加强消毒、并在以后工作中对机构进行分类管理，找出消毒状况差的机构，进行重点监督，加强检查这些机构的项目频次，以符合卫生标准。

对南岸区社会独立中医养生保健机构的检测项目发现，需要重点加强的监督对象为火罐上细菌总数、手上细菌菌落数、面膜盆上细菌总数，特别要注意对个别消毒效果差的机构增加此三个项目监督频次，以维护行业正常运营生态。而空气指标等其他项目整体状况良好，加强日常监督即可。因为经费、人力等限制，此次抽样检测样本数量较少，仅是探索性研究，要更好了解中医养生保健机构的卫生学现状需要增加样本量。

5　南岸区探索综合监管方法

重庆南岸区展开了一系列实践探索监管工作，归纳为以下几个方面。

5.1　积极推进行业准入工作

充分利用各种平面媒体、网络媒体等形式，对示范单位进行大量的宣传，一方面传播中医养生理念，让百姓了解体验中医药养生的精髓，另一方面让各养生保健机构增强主动参与和规范经营的意识，中医养生市场的逐步规范，会对目前的不良中医养生机构起到淘汰的作用，最终实现这个市场的健康发展。

5.2　建设信息公示系统

建设“南岸区社会性独立中医养生保健机构二维码信息公示系统”，并将该系统纳入“南岸卫生监督 APP”的一个模块中。公示中医养生保健机构基本信息，包括该机构的证照信息，提供的中医保健服务项目以及保健服务人员的资质等，在经营场所的醒目位置进行发布。市民通过手机扫描就可以实时了解该单位的相关信息，既有利于规范管理和行业自律，又可以和市民互动达到社会监督的目的。

5.3 加强宣传工作

充分利用各种平面媒体、网络媒体等形式，在项目进行中、试点综合监管阶段和示范单位评定阶段进行大量宣传，一方面传播中医养生理念，让百姓了解体验中医药养生的精髓，另一方面让各养生保健机构增强主动参与和规范经营的意识，中医养生市场的逐步规范，势必会对目前的不良中医养生机构起到驱逐和淘汰的作用，最终实现这个市场的健康发展。

5.4 加强多部门联合监管

整个中医养生保健服务行业既是新兴行业，又是目前法律法规没有明确的缺乏监管的行业，乱象丛生，因此建立行业的科目认定和标准认定非常重要。可以加强与工商和质监等部门的互动，推进工商管理科目认定和行业标准的认定工作。借助工商行政管理部门的企业诚信体系建设平台，将该行业纳入管理，实现信息互通。

5.5 推动中医养生保健行业协会建设

组织召开辖区不同层次的中医养生保健服务机构负责人的访谈，了解他们对中医养生保健服务的认识、开展工作的现状以及对开展中医养生保健服务机构准入的看法，吸纳辖区中医养生保健机构加入区预防医学会，把市场与专业结合起来。成立南岸区中医养生保健协会，为规范服务标准、促进中医药养生保健行业的整体发展起到积极的推动作用。以南岸区预防医学会为基础，在政府的引导和帮助下成立中医养生保健行业协会，今后由协会全面开展工作，规范服务标准、促进中医药养生保健行业的整体发展。逐步形成“政府搭台、协会唱戏、部门合作、共同推进”的准入监管模式。

5.6 开展从业人员免费培训

组织该行业的从业人员进行培训，一是开展法律法规的培训，使经营者和从业人员规范经营，不超范围从事医疗服务行为；二是开展中医预防保健知识与技术的培训，进一步促进南岸区中医养生保健服务机构从业人员，对常用中医预防保健知识和技术的了解和掌握，逐步规范其服务行为，不断提高全区中医预防保健服务人员队伍整体素质。截至 2017 年底，已经邀请名中医、老专家、法律人士为从业人员培训，目前已经组织 5 个场次的免费培训，惠及 1000 多辖区内从业人员，下一步将持续组织开展中医养生保健机构从业人员免费培训，实现规范服务标准、促进行业发展的目标，不断提高全区中医预防保健服务人员队伍整体素质。

5.7　制定量化评分标准、打造示范单位

成立社会性独立中医养生保健服务机构示范单位评选小组，小组成员由区卫计委、区预防医学会、区卫生监督所的工作人员和中医专家组成，评选小组严格按照准入标准对申请中医养生保健服务机构示范单位的机构进行评审，不设定具体数量，严格按照准入标准，宁缺毋滥。评选中医养生保健服务机构示范单位只限定有工商营业执照的合法机构。借鉴公共场所量化分级管理工作经验，区卫生局卫生监督所会同区医学会的中医专家从该行业的制度管理、人员资格、卫生状况、房屋条件、仪器设施、消毒设备、服务床位等方面制定了《南岸区社会性独立中医养生保健机构量化评分表》（见表 3–17）。根据《南岸区社会性独立中医养生保健机构量化评分表》评出中医养生保健服务示范单位，以示范单位的创建带动整个行业的规范。

表 3–17　南岸区社会性独立中医养生保健服务量化评分表

单位名称：________________________________地址：______________

负责人：____________联系电话：____________总得分：____________

单位名称			负责人		
地址			联系电话		
卫生许可证编号					
项目	评查内容	分数	评查标准	得分	备注
场所与环境	1. 场所面积	3	50 平方米以下不得分，50—200 平方米得 1 分，200—500 米得 2 分，500 平方米以上得 3 分		
	2. 功能区分区	2	前台接待区		
		2	顾客用品用具消毒区		
		2	健康教育宣传区		
	3. 新风系统	2	顾客服务区应当设立排风系统或新风输入系统保证一定的新风量		
	4. 操作室	3	开展有操作类项目时，每个房间使用面积不低于 5 平方米。房间内保证室温稳定，顾客感觉室温舒适。		

续表

场所与环境	5. 公共卫生间	2	应当有独立的卫生间，并保持清洁。可以按照法律法规的规定设立顾客淋浴场所等。		
	6. 室内清洁	2	服务场所保持室内清洁、空气流通，使用物品符合消毒规范。		
卫生管理	7. 经营是否范围	※	未开展有创伤性质的服务		
		※	未从事诊疗和药品销售等活动		
		※	在保健过程中未使用危及人身健康和安全的方法或手段		
	8. 证照公示	2	工商营业执照、卫生许可证等相关证照在醒目位置进行公示		
	9. 服务项目公示	2	所有的保健服务项目在醒目位置进行公示		
卫生消毒规范	10. 消毒间	2	有工具清洗区		
		2	有工具消毒区		
		2	有工具保洁区		
		2	消毒间张贴有清洗消毒流程		
	11. 消毒要求	2	必须设立单独的消毒房间，房间面积必须在公共场所卫生管理条例要求的前提下，能够满足实际工作需要的数量		
		2	公共用具和服务器具必须分开消毒，消毒设备应当分开使用		
		2	公共用具外送消毒的单位，应当具有双方消毒协议，并做好收送货记录，对方单位应有相应资质		
		2	公共用具和服务器具应当有专人负责保管，确保一客一换		
		2	所有消毒用品消毒效果应当符合国家卫生标准，没有国标的参照《公共场所卫生管理条例》的指标。每年至少一次由检测部门检测并出具检测报告		
人员配备	12. 人数要求	3	保健技术从业人员不应少于 3 人		
	13. 人员资质	3	中医养生保健服务机构的保健技术人员，应获得有效健康合格证明		
		5	至少有 1 名中医专业（大专及以上）的人员专职从事养生服务工作		
		5	持有由相关部门及行业协会颁发的培训合格证书的人员在 2 人以上		
中医养生保健	14. 中医设施设备	2	设立咨询桌、椅，咨询登记本（或计算机记录）等中医保健咨询设施		
		2	有健康宣传品、健康展示栏等中医宣传品		
		5	根据服务内容配备相应的设施，如按摩床、熏洗仪、艾灸仪、刮痧板等		

	15. 中医养生服务项目	15	含有 1 种服务项目的得 3 分，含有 2 种得 6 分，含有 3 种得 9 分，含有 4 种得 12 分，含有 5 种以上的得 15 分。中医养生服务项目包括（含有中医药健康咨询类、含有推拿按摩类、含有中药熏洗类、含有艾灸类、含有拔罐类、含有刮痧类、含有热疗类、含有磁疗类、其他：以中医理论、理念为指导的包括亚健康中医调理技术的各种物理方法、自然疗法等）		
	16. 现场考核	10	根据服务项目对 1 名养生保健的从业人员抽查 1 个问题		
		10	根据服务项目对 1 名养生保健的从业人员现场操作进行考核		

被监督单位陪同人（签字）：______　　　　卫生监督人员（签字）：_____、______

___年___月___日　　　　___年___月___日

填表说明：

1.※ 为关键项，不合格不予评定等级。

2. 总得分在 90 分以上的单位评为示范单位，总得分在 60 分以上的为合格单位。

第 4 章　中医养生保健机构监管建议

“治未病”思想的普及和人们对中医养生保健增量需求造就了中医养生保健行业日趋兴盛。中医养生保健服务产业具有广阔的发展前景，但是，当前还存在规模不大、品质不高、秩序不规范、监管不足的现象，没有形成产、学、研、管一体化的服务体系等问题，无法充分满足现今的社会需要。[①] 需要加强政府、行业、社会等共同治理格局（见图 4–1），更全面地展开中医养生服务机构监管，是为了更好地实现作为过程的治理。

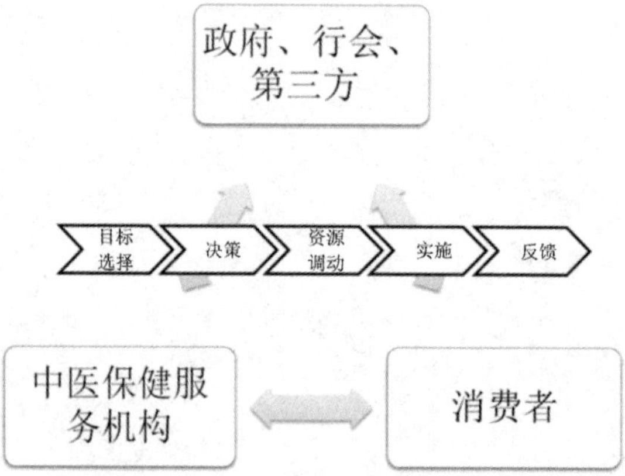

图 4–1　中医保健的利益相关者和治理过程（改编自 Pierre & Peters, 2005）

① 胡振宇，黄艳 . 中医健康养生保健服务产业存在的问题与对策 [J]. 企业经济，2015(12):114–117.

Pierre 将治理的程序大致分为两类，“作为结构的治理”和“作为过程的治理”。[①]随着简政放权、“放管服”的政府准入方面的放松监管，社会办中医保健服务机构的治理应当走向“作为过程的治理”[②]，才能在新时期加强监管，更好地保障消费者的健康权。前一种体现了治理权力下放的分权形态，以政府牵头的垂直管理的思维定式，强调国家的特殊角色和义务，等级制度作为最后一招，并明确切割公、私部门；后一种是作为集合形态的协调过程，明确定位参与者角色，展开谈判与妥协，是一种从参与方到参与方的横向平等思维，体现了责任共担，并无明确的公私之分。（见表 4–1）

表 4–1　卫生资源优先次序治理的分型

分类	功能	理论假设	相关要素
作为结构（structure）的治理	为社会前进方向提供制度安排	如果想要得到治理权，就需要控制结构	等级（执法、公民忠诚推动） 市场机制（如用脚投票失灵）
作为过程（process）的治理	引领和协调的过程	治理是社会和政治行动者的动态博弈的结果。如果需要变革，应从动态博弈着手解决	指导和协调、公民参与 互动决策、智囊支持 利益相关者协商（话语权）

治理思想经历了两波浪潮，第一个“浪潮”主要涉及国家的能力，指政府仍然处于掌控之中，但其施政的作用、职能却发生变化，需要与社会展开对话。治理研究的第二次浪潮是以社会为中心的。社会多中心网络在许多方面优于传统的以政府为中心的治理。当前快速扩张的治理研究领域将两种类型的治理融合。无论是私人公司、非营利组织，还是任何参与治理的人都有影响力，如果没有非政府参与者的参与，当代治理的许多方面将会变得更弱。在治理中必须要同时重视政府和社会网络的作用，只有二者团结合作，互补长短，才能更好地实践治理。以国家为中心还是以社会为中心，直接构成治理体系的差异。不同的国家采用不同的治理体系，一

① Pierre J.. *Debating Governance: Authority, Steering, and Democracy*[M]. Oxford University Press, 2000.28–40.

② Pierre J. Peters B.G. *Governing Complex Societies : Trajectories and Scenarios*[M]. Palgrave Macmillan, 2005. 16–17，39.

般根据网络或者市场机制来决定的。[①] 因此，本章的相关对策建议围绕多方参与，形成政社共治格局而展开。随着新公共管理思潮的推进，从权威式政府治理走向合作式政府治理的思潮正在各国上演。随着管理多中心泛化、互联网等社会媒体普及等大环境影响，治理作为引领和协调过程愈加明显。在新的模式下，要形成利益共同体的治理网络，明确各方参与监管和协调，包括公民参与、互动决策、智囊支持等多元主体参与监督，关注自上而下和自下而上的过程，比如监管如何影响到中医养生保健机构及从业人员，他们又通过什么样的方式改变其微观服务行为而反过来影响治理效果，这些对消费者会造成怎样的影响，需要不断的知识经验的积累和持续的监控评估。[②]

1 政府监管层面

中医保健领域的政府管制的目标，是为了克服市场失灵的风险，也是为了保障服务质量水平并保护购买者免受劣质服务之害。政府规制是政府、被管制企业和消费者的策略博弈。[③] 由于中医保健服务以中医基础理论为基础，涉及中医体质辨识、经络学、推拿按摩手法、拔罐、刮痧操作程序等具有一定专业性，而中医并不像西医那样有明确的成分和效果评估体系；中医保健服务顾客存在体质的个体差异，在疗效方面存在不确定性；中医保健行业也存在信息不对称的特征，是容易出现市场失灵的行业，特别需要加强政府监管。

公共利益理论认为，为了纠正市场失灵的缺陷，政府规则可以使市场规制过程符合帕累托最优原则，从而保护社会公众利益，应当通过政府规则来纠正市场失灵。当然，值得警惕的是政府监管的本身也会存在风险，比如寻租风险或者过度管制等，规制俘虏理论即论述规制者和立法者可能被产业组织所俘虏和控制。为避免过度规制的影响，20 世纪 70 年代放松规制理论提出，近年来在规制俘虏和放松规制理论的影响下，激励性规制理论愈发受到重视，侧重于研究如何设计激励机制和设置正面

① Peters B G, Pierre J. Governance and Social Complexity[J]. Statsvetenskaplig Tidskrift, 2008.

② 嵋怡 . 卫生资源优先次序分配的政府治理研究——国际研究述评及对我国的启示 [J]. 中国卫生政策研究，2014，7(11):24–29.

③ 朱海蒂，田淼淼，陶红兵，等 . 借鉴国外经验对我国医疗服务监管体系建设的思考 [J]. 中华医院管理杂志，2013，29(12):896–899.

诱因，刺激企业提高生产和经营效率。[①] 因此，政府可以采取法律、经济、行政等多种创新手段，对中医保健行业进行合理的引导、监管和扶持。政府监管过程涉及市场准入、经营范围、服务和产品的质量监控、运营安全监管（预防顾客不受到身体损害）、反垄断、激励效仿优秀企业等。

1.1　严格执行相关规范和标准

2011 年发布的《中医养生保健服务机构基本标准（试用稿）》对中医养生做了一个参考性的定义，却没有一个具体的服务行为界定标准，中医养生保健和中医医疗在某些理论与技术方面是通用的，这就使准入标准中“不得从事医疗活动”的监督难以精确执行，并且“禁止使用危及人身健康和安全的方法或手段”的描述也过于模糊，对该行为的规定无具体内容和衡量标准[②]。应当对极易混淆的中医养生保健行为和中医医疗行为进行明确的划分，禁止中医养生保健机构和人员超范围经营。

2016 年国家中医药管理局发布过两个文件，分别是《关于促进中医养生保健服务发展的指导意见》和《中医师在养生保健机构提供保健咨询和调理等服务的暂行规定》（简称《暂行规定》）对于规范乱象做出了有意义的尝试。《暂行规定》提出“五允许三禁止”来辨别养生保健机构内“中医”服务是否合法合规。五允许包括：（1）在中医理论指导下，通过中医体质辨识、经络评估、脏腑功能检测、血气状态分析、中医心理测量等对服务对象的健康状态进行辨识评估；（2）为服务对象提供中医健康咨询服务，根据健康状态辨识及评估结果，提出针对性健康指导建议，制订个性化中医健康调养方案，开展中医心理咨询与情志调理服务、开展养生功法示范指导等；（3）为服务对象提供按摩、刮痧、拔罐、艾灸、熏洗等以中医理论为指导的养生保健调理服务；（4）为服务对象建立中医健康档案，开展健康监测、健康干预效果追踪与评估等健康管理工作；（5）对养生保健机构从业人员进行中医养生保健知识与技能培训，指导其规范开展中医养生保健服务。三禁止包括：（1）不得从事医疗和药品、医疗器械销售等活动，不得宣传治疗作用；（2）不得使用针刺、瘢痕灸、发泡灸、牵引、扳法、中医微创类技术、中药灌洗肠及其他具有创伤性、侵入性或

---

① 陶爱萍，刘志迎 . 国外政府规制理论研究综述 [J]. 经济纵横，2003(6):60–63.

② 曾立维，刘堃，张洪，等 . 养生保健机构现状调研及涉嫌非法行医监管思路 [J]. 中国卫生监督杂志，2012，19(6):584–587.

者危险性的技术方法；（3）不得给服务对象使用《既是食品又是药品的物品名单》《可用于保健食品的物品名单》规定之外的中药饮片或者《保健食品禁用物品名单》规定禁用的中药饮片。

2017 年 7 月实施的《中华人民共和国中医药法》关于养生保健机构监管比较粗略，有待中医药主管部门制定规范和标准。2017 年 12 月，国家卫生计生委和国家中医药管理局发布《中医诊所基本标准》和《中医（综合）诊所基本标准》（国卫医发〔2017〕55 号）两个配套文件。

2017 年 12 月底，国家中医药管理局形成了征求意见稿《中医养生保健服务管理规范》，预计 2018 年发布实施。征求意见稿的基调是坚持行业自治原则，借助行业组织发挥行业自律监管作用。其中提到“五允许三禁止”服务范畴，对服务基本要求、服务基本流程、效果评价、服务管理、服务监督、中医师在保健机构仅提供技术支持不开展医疗相关活动等进行细化规定，相当于对已有的各类分散文件规范进行整合。特别是关于服务监督方面，提到“负面清单制度”和“第三方认证”为主要监管方式，符合“放管服”要求，同时需要提升行业自律、社会监督、公众参与方面的能力。

1.2 明确监督主体，加强多部门协同监管

中医养生保健机构的监管有待地方政府规章或部门规章，明确对中医养生保健机构进行监管的政府部门或联合监管的制度。现在可为的部门包括工商、卫生、税务、公安等多政府部门，但没有一个主管部门来牵头统筹管理。既是多头管理，又是无头管理，行业管理混乱[①]。因缺少对中医保健技术实施监管法律依据，难以对中医保健行为与中医医疗行为进行区分的情况下，卫生监督重点只能是公共卫生状况方面，而更重要的医疗保健技术尚未纳入监管范围。[②]对养生保健机构没有直接监管权，卫生行政部门只有在养生保健机构存在非法行医行为的情况下才能依法查处，这种事后监管所起的作用很小。“放管服”的背景下，政府应制定地方行政法规及规章明确对中医养生保健机构的监管主体的职权职责，监管方式及相应惩处权限，减少部门之间推诿。

中医养生保健机构由于本身不涉及医疗，在其开业之前，只需要获得简单的经

① 程勇，石云，蔡轶明．关于发展中医保健服务业的探讨 [J]. 中医药管理杂志，2011，19(7):605-608.

② 程芳，翁琦，刘薇，等．中医保健技术服务现状及监管建议 [J]. 上海预防医学，2014(3):146-148.

营许可证就可以进行营业，是造成中医保健乱象的原因之一。对于这一问题，有观点提出可以收紧政策，政府设立前置行政审批。[①] 建议卫生行政部门监督有两种方式可选，一是由国家中医药管理局即将版本的相关规范或地方中医药条例明确由卫生行政部门的前置审查，包括对机构的硬件设施以及从业人员资格进行审查，通过审查后挂牌经营。另外一种方式是"负面清单"，加强事中事后监督管理，[②] 后者可能更适合"放管服"的要求，要划定"红线"即中医养生保健机构禁止和限制性行为，一旦发现，随即严惩，将不规范机构整顿或清理出市。工商登记部门可增加设立相应中医养生保健服务科目，使中医养生保健机构专门化，不与普通理发店、美容院、洗浴场所等相交叉混淆。未经许可擅自开展中医养生保健服务项目服务或者宣传，应严厉处罚。

一些试点地区已经展开多部门联合执法，部门之间的协调联动的效率会影响联合执法的效果和可持续性，可借鉴 2013 年《武汉市城市综合管理条例》的大综合监管成功思路，通过立法形式建立并固化中医养生保健的综合执法监管机制，整合卫生、工商、人社、质检、药监、广电等部门，加强中医养生保健服务的资质管理和服务及产品监督方面的分工与协作。政府各部门在对中医养生保健机构联合监督时，可以在各部门抽调一部分专业人员组建领导小组或者联合办公等形式，或定期进行联合执法。加强多部门的沟通和协作，通过实行定期审查和不定期抽查相结合的监管方式，清理非法经营和超范围经营的机构。

1.3　网格化监管

在监督管理的过程中，可以恰当借鉴城市网格化的管理理念。所谓网格化的管理模式，是将城市划分为若干的单元，可以是行政单位或按人口居住生活单元来划分。2010 年，北京东城区被确定为社会服务管理创新综合试点区，又创新提出了精细化管理、人性化服务、规范化运行、信息化支撑的网格化社会服务管理目标，进一步将现代化信息技术与传统的管理方式融合兼用，将社会群体的力量与专业组织的力

---

① 浙江在线新闻 . 界定模糊养生打擦边球　假中医诊疗市场乱象治理难 [EB/OL].[2015-05-08]. http://health.zjol.com.cn/system/2014/05/08/020013730.shtml.

② 张岩，申俊龙，申远 ."负面清单"管理模式对中医药法治建设的借鉴 [J]. 中国卫生事业管理，2015，32(10):769-771.

量协调整合，建立新型社会服务管理信息化支撑体系。① 建议将某特定地区中医养生保健服务机构按区域和行政单位进行划分，分出来不同的模块，和街道社区加强联系，兼职每个模块落实监督管理责任人。与此同时，各部门各司其职，各负其责，最大限度地避免推诿和寻租行为。

1.4　量化分级管理制度

在2002年和2005年，我国相继推出了《关于推进食品卫生监督量化分级管理制度的通知》《关于开展公共场所卫生监督管理量化分级试点工作的通知》，在食品和公共场所卫生等方面都开展了量化分级管理模式，并且取得了成效。借鉴食品卫生量化分级管理的成功经验基础上，② 在养生保健有必要开展量化分级管理工作，提高监督管理工作效率。强化中医养生保健机构的量化分级管理方案，有效利用行政监督资源，提高行政监督管理水平和效能，增强养生保健经营单位守法和自律意识。

量化分级管理的工作原则包括：

（1）量化评价的原则

制定量化标准，综合评价经营单位的风险度和信誉度级别。

（2）分级监督的原则

根据经营单位的风险度和信誉度级别，确定监督频率。

（3）动态管理的原则

根据日常监管情况，对确定级别的经营单位实施动态管理。视消费者满意度情况，及时调整其级别，实施相应的监管。

（4）公开透明的原则

及时公开评价标准、方法和经营单位的量化定级结果，接受社会监督。

卫生部《关于开展公共场所卫生监督管理量化分级试点工作的通知卫监督发〔2005〕340号》中规定量化分级管理的工作步骤如下：

（1）制订工作方案

结合当地实际情况，制订量化分级管理工作方案；成立量化分级管理领导小组，并明确每个人的职能和自己所负责的业务。

---

① 北京市东城区信息化工作办公室．网格化的工作模式精细化的城市管理 [J]. 信息化建设，2011.

② 李成芝．食品卫生监督量化分级管理的实践与思考 [J]. 中国卫生事业管理，2006，22(12)：718-718.

（2）制定量化标准

领导小组应根据保健机构的具体情况，制定量化标准、评分依据。在分类监管积分制的基础上，根据量化评分结果，建立监督评估档案，确定优秀（A）、良好（B）、合格（C）和不合格（D）四级，对 C 和 D 进行强化管理。

（3）宣传量化分级管理制度

明确量化标准，提出具体的实施要求和办法。各级卫生行政部门要向社会广泛宣传，使企业都了解这项工作的目标，自觉承担各自责任。

（4）组织实施

建立工作程序，培训监督员，全面组织实施。将量化分级管理制度付诸实践，达到预期的监管目标。

（5）总结评估

对量化分级管理制度的可行性和实施效果进行评估，检验执行存在的问题，核查监管机构的工作流程、资源分配、人员配置、执行手段等，找出原因，强化制度执行。提出制度建议，为制度的修改和完善提供依据，不断地提高监管质量。

1.5　实施巡查、双随机等监管方式

建立巡察制度，上级监管部门随机到各地区进行监督抽查。或者开展同行监督的双随机监管。2015 年 7 月，国务院常务会议决定监管工作领域推广随机抽查机制，建立“双随机”抽查机制，是加强事中事后监管的一项重大改革。实施“随机确定抽查对象、随机选派执法抽查人员，向社会公开抽查结果”(简称“双随机，一公开”)的监管模式。中医保健机构可以借鉴“双随机”监督（卫生监督机构监督非所在地区域的机构）。查出有一定比例的违章营业或无证上岗营业时，要对相关机构及责任人加大惩罚力度。

政府的监管手段除了传统类工具包括建立规章制度和制裁类的手段，比如管制、监督和调查、颁发许可证、税收、补助等以外，还包括一些创新类工具有如技术支持、公私伙伴关系[①]。一些近年来的创新方式，比如政府约谈也可应用到中医养生保健机构监管，作为柔性管理机制，此外还可以探索一些有激励性的奖励方式。

① 戴维·奥斯本，特德·盖布勒．改革政府：企业家精神如何改革着公共部门（再版）[M]. 上海：上海译文出版社，2006.

2 政社合作监管层面

2.1 统一行业质量标准

除了政府对经营场地面积、设施设备、从业人员资质、服务项目等硬件进行规范，养生保健机构自身可制定更严格的企业标准。通过市场价格竞争、质量竞争、品牌竞争等方式调节市场供给，优胜劣汰，形成行业标杆和行业标准，在发挥市场基础性作用的基础上，加强政府的监管，比如北京市东城区出台的《东城区中医药养生机构行业标准(试行)》，针对中医养生服务的市场需求，对中医药健康资讯类、推拿按摩类、熏洗类、艾灸类、贴敷类、拔罐类、刮痧类等7类中医服务进行了规范，一些规定如中医药健康咨询类要求设置咨询桌、椅、健康宣传品、中医药健康处方、健康展示栏等，使得基层执法有了更为明确的参照标准。各地可借鉴成熟地区经验，在总结本地市场形成的行业规范标准上制定符合本地的行业标准。

2.2 加强行业自律

鼓励、扶持行业第三方权威平台建设，对于机构监管、惩戒、引导、培训能发挥重要作用。通过行业自治可以更专业地审查中医养生保健机构中的从业人员、配套设施等，对不达标的机构进行行业内部的及时纠正。为促进中医养生保健服务产业的健康快速发展，需加强培育行业自纠，从预防环节不断提升服务品质。政府可推动中医养生协会的成立，发展鼓励、扶持行业第三方权威平台建设。得到权威行业协会认可的中医养生保健服务机构可进一步努力打造示范单位，有利于行业内形成追先赶优氛围。行业协会可以定期持续对从业人员进行资格认定考试、继续教育、从业再培训。

首先，利用行业协会提高中医养生保健服务机构准入标准。[①] 行业组织发挥着政府无法承担的行业自律职能，通过制定行业规划协调成员经营活动，提高成员规避风险的能力，减少不正当竞争，维护良好的市场秩序。比如上海市浦东新区中医药协会成立了中医养生保健专业委员会，出台了《浦东新区中医药协会中医养生保健会员单位管理办法》，以会员单位的方式设定中医养生保健机构的资质和级别，并

---

① 司富春，宋雪杰，高燕．我国中医养生保健发展的现状及思考 [J]. 中医研究，2013，26(7):1-3.

规定相应的可从事的服务项目。由第三方权威平台对从业机构进行规范、监管，级别评定提升其可信度和美誉度，帮助消费者甄别优劣机构。上海市浦东新区的管理办法提及从业人员必须取得下列资质之一，方可从事中医养生保健服务：经上海市浦东新区中医药协会培训、考核取得上岗资质；取得人社部门相关工种职业资格证书，经上海市浦东新区中医药协会考核取得上岗资质；取得中医类大中专院校相关专业毕业证书，经上海市浦东新区中医药协会考核取得上岗资质；取得执业中医师资格。其次，利用行业协会设定从业人员资格认证及违规情形惩戒。鼓励扶持优秀保健服务机构，进行行业模范宣传。行业协会可定期或不定期地对行业内机构进行监督检查，并通过固定的信息平台发布，对不规范机构处以必要的惩处措施如警示、限制服务项目、强制退出等。再次，行业协会也有助于加强养生领域的学术交流，推广普及养生文化，引导、规范及推动养生产业的发展。中医养生保健技术并不相当科学成熟，存在着一定风险①，只有加强科学研究，才能使中医养生保健更好地服务于社会大众。

2.3　信誉体系建设

目前，我国的中医养生保健市场没有建立信誉体系，市场秩序混乱。一方面，企业的自律与信誉难以得到社会确认，守法信心丧失；另一方面，违规行为得不到应有的惩罚，违规成本低。缺乏信誉记录体系，有信誉的企业不容易被社会识别并形成认同激励，而企业违法行为得不到及时的纠正和惩罚，逐渐形成经济学上的柠檬市场效应，导致劣币驱逐良币，会造成整个行业服务水平整体下滑。应当建立一个政府、行业协会和消费者相互监督、共同参与的信誉体系，并从执行层面做好奖励先进服务机构、打击违法违规机构。

建立信誉体系要以现代法制为基础，依据量化分级管理制度，建立一个政府、行业协会和消费者相互监督、共同参与的信誉体系。②通过评分依据，对保健机构进行信誉分级认定，并对保健机构信誉等级进行公布，为社会选出信誉良好，服务质量高的机构，引导社会价值取向，促进行业自律。加强行业协会的作用，通过行业协会来对保健机构进行专业化评估，明确其信誉等级，并提出专业的改进意见，进

---

① 郑志坚 . 中医养生学的现状及未来发展思考 [J]. 中国临床保健杂志，2011，14(1):111–112.

② 麦建章，李旭才，李翠萍 . 卫生监督量化分级管理模式与社会卫生信誉体系建设的探讨 [J]. 卫生软科学，2005，19(1):27–28.

行规范化管理。一个长期有效的信誉体系能够更好地规范中医养生保健市场，强化对保健机构的监管，减轻政府治理成本，满足消费者的实际需求，实现政府、企业和消费者的共同受益。政府部门以及行业协会组织可对中医养生保健机构进行评估鉴定，遴选出一部分的优秀机构，对其进行资质评级，培育一批技术成熟、信誉良好、百姓评价高的知名中医养生保健服务机构。

2.4 大数据监管

定期采集辖区内中医养生保健机构的动态信息并形成数据库，便于政府后台监管。应用数字技术检测违规行为，比如某机构的服务人数、消毒情况、违规情况等。政府可以利用互联网，开发监督软件，将地区中医养生保健机构的基本信息录入，群众可以用手机软件查看到机构的基本信息，在了解官方信息后做出选择。定期更新机构相关数据库，建立类似淘宝应用的中医养生保健机构消费者评价体系。也可建立黑名单制定，受到监督处罚的机构拉入黑名单，并公布失范现象，民众可方便查看具体信息并做出选择，尽力消除消费者与中医养生保健服务机构之间的信息不对称。

3 社会监管层面

3.1 加强舆论监督

有数据表明，养生保健类电视节目的收视率居高，养生类书籍畅销，大众媒体对养生保健文化的传播起着非常重要的作用[①]。媒体作为一把双刃剑，可能传播正确养生信息，也可能助推了伪信息传播欺骗消费者，应当加强对媒体的监督，对严重失实的信息发布进行惩戒。

公众通过媒体，如电视节目、广告等渠道获取养生健康知识是最直接简便的。养生节目关乎公众的身体健康，绝不同于其他娱乐节目，必须严谨对待，健康知识的传播需要科学精神[②]。为了避免再次出现假专家毒害社会的现象，政府应该制定养

① 刘焕兰. 中医养生：从现状看发展 [N]. 中国中医药报，2011-02-11(第 3 版).

② 陈建勋，马良才，于文龙，等.“健康管理”的理念和实践 [J]. 中国公共卫生管理，2006，22(1):7-10.

生保健市场的游戏规则，并加强对媒体的监管[①]。加大力度整治电视节目、广告、报刊报道，对于虚假内容应加大惩罚力度，树立健康的媒体形象，引导公众树立正确的养生理念。

除了对电视媒体上的不良中医养生广告进行严厉打击，还应当鼓励透过传播媒介将一些非法的养生保健危害信息传递给大众，敲响滥用养生保健的警钟。[②]可以在官方网站上公示出符合标准的保健机构，不给非法运营的经营场所可乘之机，联合中医名家、行业协会在网络、微博上发布中医养生保健的科学信息，定期到社区进行中医养生保健科学知识宣传，提高大众的健康素养，从而做出理性选择。

3.2　实现全民参与监督

可以充分发动民间力量对中医养生保健服务机构监督。例如，发动社区退休老年人，或者鼓励周末有空的年轻人作为志愿者对进行体验监督，做出客观评价。各个地区可以成立专门的民众监督委员会，类似消费者协会，请求政府对相关的保健机构进行调查、维权和处罚，形成一种政社合作的有力监管模式。

3.3　引入商业保险救济

商业医疗保险作为基本医疗保险的重要补充，被越来越多的人所接受。据一项调查显示，我国已有 28.3% 的城市居民将商业医疗保险作为首选，57.3% 的被调查者认为在参加社会统筹医疗保险之外，还应该再购买一些商业医疗保险[③]。人们对医疗商业保险的需求十分旺盛。然而，保险行业对治未病领域服务的抗风险产品设计不够。中医养生保健领域的商业医疗保险产品有待开发，可提高消费者对抗风险的能力。发达国家如瑞士等对我国中医等 CAM 替代治疗进行国民保险和商业补充保险的报销，我国基本医疗保险筹资水平低，对非治疗性质的中医保健机构服务可以尝试纳入消费者自购的商业保险，或者设立中医保健服务机构的责任险，以防意外事故或者不合格保健服务所导致的伤害能得到及时的救济。当前养生保健领域因为维权机制不健全而耗时较长，商业保险能帮助机构和消费者得到及时补偿。

---

① 萧惑之，李春晓．“孔方兄”打造“张悟本神话”[J]. 中关村，2010(7):54–54.

② 曾立维，刘堃，张洪，等．养生保健机构现状调研及涉嫌非法行医监管思路 [J]. 中国卫生监督杂志，2012，19(6):584–587.

③ 曹晓兰．我国商业医疗保险可持续发展研究 [M]. 杭州：浙江大学出版社，2009.

综上，打破传统的被动监管模式，从预防开始、持续全过程监督，是改变中医养生保健服务机构现状的关键。并且，要想起到好的监督效果，就要充分发挥政府部门的作用，联动各方进行规范化管理。哈佛管理学教授克里斯坦森的《创新者的处方》一书提供了医疗监管改革的新思路，可用于中医保健养生服务监管，多管齐下。一是对中医保健技术要求高的服务，可以加强人员资格准入和机构资格准入；二是，相关技术含量不高的服务，监管的重点是让服务流程符合规范；三是针对效果可鉴别的服务，可以通过付费方“用脚投票”机制监管。[①] 中医保健服务行业自利性过强的情况下，单靠市场力量自身提升行业整体水平比较困难，周期也会很长，政府的监管有助于快速引导行业走向良性发展，保护和维持公民健康。关于质量控制形式的分类，可以将政府监管分为中医保健服务的投入监管、过程监管、结果监管。其中，投入的规制最容易，如准入、许可、认证等措施，但并不必然确保结果的改善。因为专业性、信息不对称，对于过程的规制比较难，可通过执业指南、顾客评价等展开，行业自治也是很重要的手段。而结果的监管则需要专业评估，容易受到职业群体的抵制[②]，对于结果评估区分的优劣可以通过主动作为的形式，比如鼓励标杆学习氛围，对违规机构展开严格的责任追究等。

建议从以下方面综合治理：一是，地方政府高度重视，把中医养生保健服务机构监管作为中医养生保健行业可持续发展的基础保障。二是，提高居民的中医养生保健素养，帮助甄别管理规范、服务技能良好的中医养生保健服务机构。三是，加强培训教育工作，提高从业人员的业务素质和技能。四是，用市场竞争、行业监管促使相关中医养生保健服务机构提高软硬件管理水平。五是，为规范中医养生服务市场，应合理划归各部门权责，设立退出机制，完善服务过程的日常监管。

---

① 克莱顿·克里斯坦森 (Clayton M.Christensen)，黄捷升 (Jason Hwang). 创新者的处方 [M]. 北京：中国人民大学出版社，2015.

② （美）Marc J.Roberts. 通向正确的卫生改革之路 [M]. 北京：北京大学医学出版社，2010.310–314.

附　录

附录 1　重庆市南岸区社会性独立中医养生保健服务机构摸底调查分析报告[①]

1　调查来源及方法

2015 年，本研究对重庆市南岸区 584 家社会性独立中保健服务机构进行问卷摸底调查，其中的 519 家开展了中医养身保健服务的机构，占 89%，问卷主要对中医养身保健服务机构的经营内容、从业人员信息、卫生质量等方面展开研究。

本次调查采用 Microsoft Excel 软件建立数据库，SPSS 软件对数据进行分析。

2　结果分析

2.1　南岸中医养生保健服务机构经营项目、营业面积

较多数受调查中医养生保健服务机构同时进行多种大类经营项目，其中足疗、

① 附录 1、2、3 为调研数据分析结果，为本书作者所作，仅代表课题组分析结论，不代表重庆市南岸区卫生监督执法局观点。

美容、洗浴及推拿按摩四大项目是最为常见的经营种类，519 家受访中医养身保健机构中有近 40% 的机构表示开展了足疗项目。以下是具体情况见图 1。

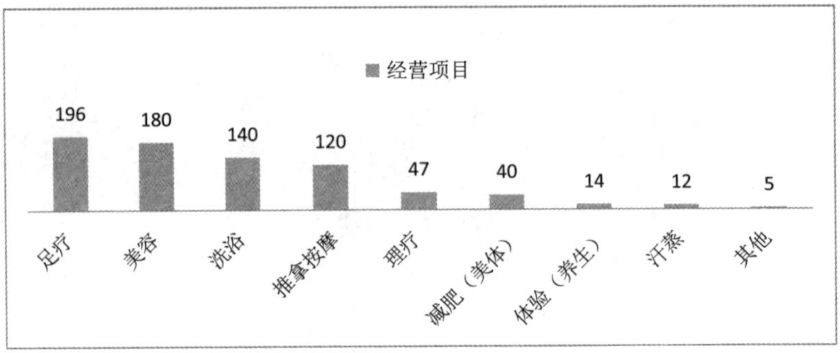

图 1　南岸区中医养生保健机构经营项目统计

根据卫医发〔2004〕373 号文件《卫生部关于对使用医疗器械开展理疗活动有关定性问题的批复》，经营项目中的“理疗”一项，其属于诊疗活动，同时存在宣传治疗作用，属于医疗范畴，因此在单位和个人未取得《医疗机构执业许可证》的情况下开展“理疗”经营项目属于非法开展诊疗医疗活动，占本次调查的 9.06%。

表 1　南岸区中医养生保健机构经营面积统计

经营面积	100 平方米以下	100 到 500 平方米	500 到 1000 平方米	1000 平方米以上
数量	254	230	44	11

（注明：因在前期问卷发放过程中，有一种粗分法的问卷类型为“100 平方米以下、100~1000 平方米、1000 平方米以上”，选择 100~1000 平方米的选项，归类时候不太明确 100~500 平方米，还是 500~1000 平方米，因此计数时各计为 1，这种情况有 30 家左右，但规模都是大于 100 平方米，属于合规范畴。）

519 家中医养身保健服务机构中，254 家受访机构经营服务建筑面积不足 100 平方米，11 家机构经营面积超过 1000 平方米，占总量的 2.12%，说明按面积来计的大规模养生保健机构数量偏少。根据试行的《中医养生保健服务机构基本标准》的“经营服务场所建筑面积不得低于 120 平方米”的要求，有近半受访服务机构（48.94%）不符合试行标准。

2.2 南岸区中医养生保健机构从业人员基本信息

表 2 南岸区中医养生保健服务机构人员分布情况

属性分类	人数	比例（%）
年龄		
0~20	127	8.11
21~30	741	47.32
31~40	522	33.33
41~50	141	9
51~60	35	2.23
合计	1566	100
性别		
男	205	13
女	1392	87
合计	1542	100
文化程度		
初中及以下	1011	58.57
高中	576	33.37
大专及以上	139	8.05
合计	1726	100

（注：因为所填写信息不全或者缺失，所以三类统计人员总数并不完全一致，原因有二：调查表设置有两处关于从业人员文化程度的填空，我们后期在校对时均以两者中较大值来统计学历；有部分机构从业人员信息表格填写不完整，即有只填性别不填年龄的情况）

本次调查受访机构登记的 1566 名从业人员中，从业人员年龄分布情况以“0~20 岁”占 8%、“21~30 岁”占 47%、“31~40 岁”占 34%、“41~50 岁”占 9%、“51 岁以上”占 2%，五个梯度进行划分，有 741 名、近 50% 从业人员年龄处于 20~30 岁梯度之间。

本次调查回收的表格登记了 1597 名从业人员性别情况，其中仅有 205 位男性，占总人数 13%，女性工作者有 1392 位，占总人数 87%。

调查所登记的 1726 名从业人员中，文化水平程度在初中及初中以下有 1011 人，超过一半，高中文化从业人员数量为 576 人（33.37%），而拥有较高学历如大专及大专以上学历的从业人员数仅 139 人（8.05%），不足受调查总人数的十分之一。

国家中医药管理局在 2012 年出台的《中医养生保健服务机构基本标准》。该标准依据《中华人民共和国中医药条例》规定了中医养生保健机构的人员配备条件，包括“机构从业人员不少于 3 人”，同时“开展项目服务的工作人员与所开展的经营项目比例不得低于 1 ∶ 1”。

表 3　单个机构从业人员配备情况统计

属性	选项	机构数量	比例（%）
从业人员数量	小于 3	225	47.87
	大于等于 3	245	52.13
	合计	470	100
从业人员数与项目数比	小于 1 ∶ 1	38	8.09
	大于等于 1 ∶ 1	432	91.91
	合计	470	100

本次调查的受访各个中医养生保健服务机构从业人员数量最大值为 64 人，最小值为 1 人，平均各机构配备从业人员数量约为 3 人，52% 的受访机构基本达到《中医养生保健服务机构基本标准（试用稿）》中“从业人员不少于 3”的标准。此次调查开展经营项目种类数量最大值为 5，最小值为 1，开展的经营项目数量平均值为 1，从业人员与项目数比例达标的机构有 432 家，约占 92%。

为了深入了解各个经营项目下人员配备情况，研究人员此处比较分析各个经营项目的人员与项目比例达标的机构数。人员与项目比例大于等于 1 ∶ 1 即标记为达标，人员与项目比例小于 1 ∶ 1 则为不达标。

表 4　各经营项目人员与项目数比例达标情况

	人员与项目比例达标机构数	比例（%）	比例不达标机构数	比例（%）	总计
美容	151	94.38	9	5.63	160
洗浴	125	91.91	11	8.09	136
足疗	171	91.44	16	8.56	187
汗蒸	7	87.50	1	12.50	8
推拿按摩	87	78.38	24	21.62	111
减肥	27	77.14	8	22.86	35
体验	8	61.54	5	38.46	13
理疗	24	58.54	17	41.46	41

根据上表 4 可得，有 94% 左右共 151 家开展了美容类经营项目机构的从业人员

与项目比符合 1 ：1 的标准，位居第一；其次是洗浴类，有 92%，125 家机构达标。而仅有 59% 开展了理疗项目的机构人员配置情况符合人员数与项目数的比例要求。

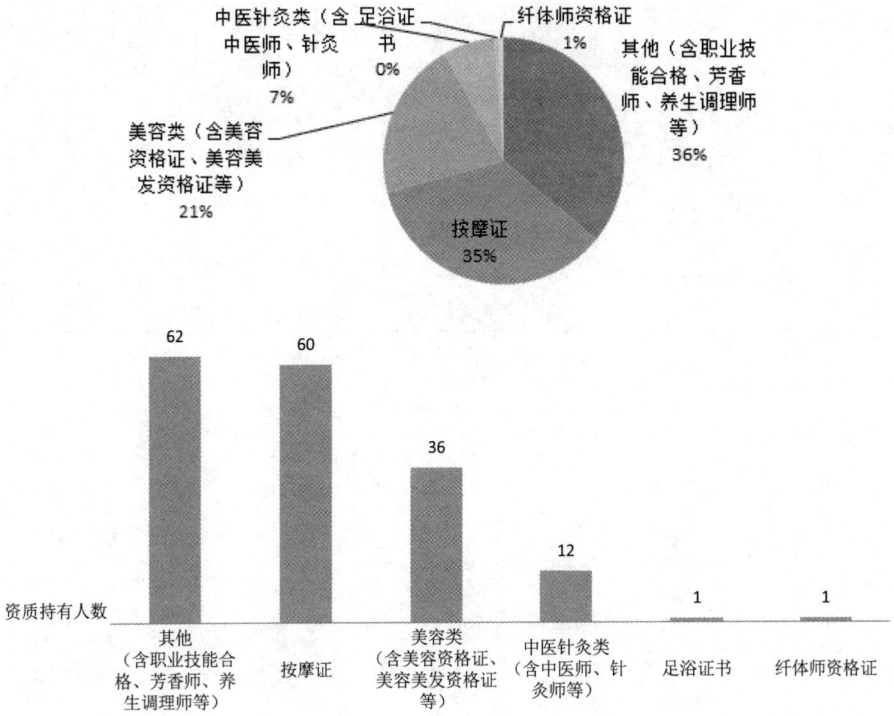

图 2　南岸区中医养生保健机构从业人员持有资质情况

本次调查的 519 家中医养生保健机构共有 172 名从业人员反馈了其持有的相关资质证书。62 名拥有职业技能合格证、芳香师、养生调理师等其他资格证的从业人员占到最大多数，其次有 60 名受访从业人员拥有按摩证，再者是美容资格证和美容美发类相关资格证的从业人员有 36 人。此外，还有中医师、针灸师 12 人，以及足浴、纤体师相关资格证各 1 人。

表 5　各个经营项目下资质持有情况统计

经营项目	对应资质	机构数	开展对应项目持证机构数	机构资质覆盖率（%）	人员数	开展对于项目机构的持证人员数	人员资质覆盖率（%）
推拿按摩	按摩证	120	22	18.33	423	60	14.18
美容	美容资格证、美容美发师	180	16	8.89	435	36	8.28
其他（含汗蒸、体验等）	其他（含职业技能合格证、芳香师、养生调理师等）	31	2	6.45	117	62	52.99
理疗	中医师、针灸师	47	3	6.38	108	12	11.11
减肥	纤体师资格证	40	1	2.50	123	1	0.81
足疗	足浴证书	196	1	0.51	709	1	0.14
洗浴	无	140	暂无对应资质	0.00	546	暂无对应资质	0.00

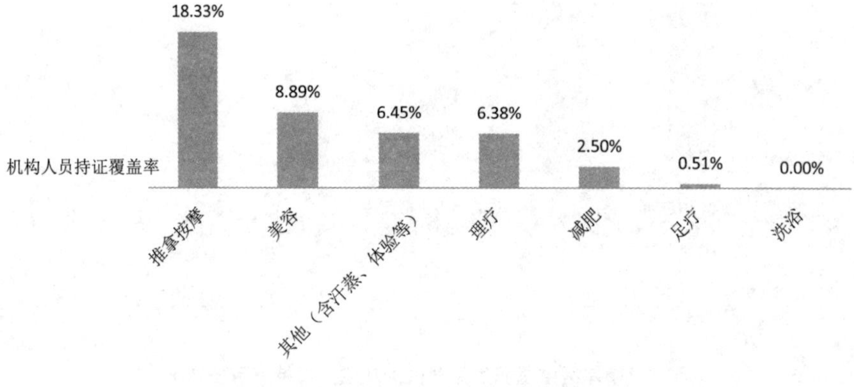

图 3　南岸区中医养生保健机构人员持证覆盖率

注：由于没有任何受访者反馈洗浴对应资格证，因此本次调查洗浴经营项目下资质覆盖率为 0。

2.3　南岸中医养生保健服务机构卫生许可证及营业执照持有情况

在本次南岸区 519 家中医养生服务机构的摸底调查中，研究人员发现有 83 家机构尚未获取营业执照，属于违法经营的机构占约 16%；同时受调查的 519 家机构中 115 家机构并未获得相关的卫生许可证书，占 22%。此外，依照《中医养生保健服务机构基本标准（试用稿）》关于机构管理相应管理规定，机构大厅醒目位置不仅要悬挂《营业执照》《卫生许可证》，还应当标明《服务项目收费标准》及在职人员情况介绍。

2.4 南岸中医养身保健机构工种、具体服务项目及违规情况

在对机构工种的调查中，有370家中医养生保健机构反馈了其机构具体工种情况，以下见表6的统计结果。

表6 南岸区中医养生保健机构工种统计

工种分类	工种类目	人数（人）	比例（%）
技术类	按摩师、推拿按摩师	398	32.95
	技师	389	32.20
	美容师、美容按摩师	335	27.73
	健康师、康复师、催乳师、养生咨询、中医保健	30	2.48
	足疗师、修脚师、足浴按摩师	29	2.40
	美体师、纤体师	13	1.08
	洗浴师	8	0.66
	理疗师	6	0.50
管理类	负责人	34	40.00
	服务员	34	40.00
	前台	10	11.76
	院长助理	2	2.35
	学员	2	2.35
	顾问	2	2.35
	其他	1	1.18

在受访机构填写的工作种类分为技术和管理两大类，多数中医养生保健机构在技术类目上拥有按摩师、技师、美容师的工作人员，其人数比例分别为占到33%、32%、27%。在管理类方面，负责人、服务员和前台工种人数分别约占40%、40%、12%。

表 7　南岸区中医保健机构各个工种资质覆盖率统计

工种	对应资质	总机构数	对应工种持证机构数量	机构持证人员覆盖率（%）	总人数	对应工种持证人数	人员资质覆盖率（%）
推拿按摩（含按摩、推拿按摩等）	按摩证	29	11	37.93	61	20	32.79
美体（含美体师、纤体师等）	纤体师资格证	5	1	20.00	9	1	11.11
美容按摩（含美容师、美容按摩师等）	美容资格证、美容美发师	93	12	12.90	215	29	13.49
其他（含康复师、健康师、催乳师、中医保健、养生咨询等）	其他（含职业技能合格证、芳香师、养生调理师等）	16	1	6.25	30	2	6.67
足部服务（含足疗师、修脚师、足浴按摩师等）	足浴证书	9	0	0.00	21	0	0.00
洗浴	无	1	暂无对应资质	0.00	8	暂无对应资质	0.00
理疗师	中医师、针灸师	1	0	0.00	6	0	0.00
技师	无	133	暂无对应资质	0.00	389	暂无对应资质	0.00

上表统计数据罗列各个技术类工种在机构及从业人员中的资质覆盖率。推拿按摩类机构资质覆盖率及从业人员覆盖皆处于首位，分别约为 38% 和 33%。而本次调查中开展了足部服务、洗浴和理疗项目的机构中没有一位从业人员持有对应相关资质证书，资质覆盖率为 0%，同时由于技师项目分类笼统，对应所持资质较杂，此处资质覆盖率以 0% 处理。

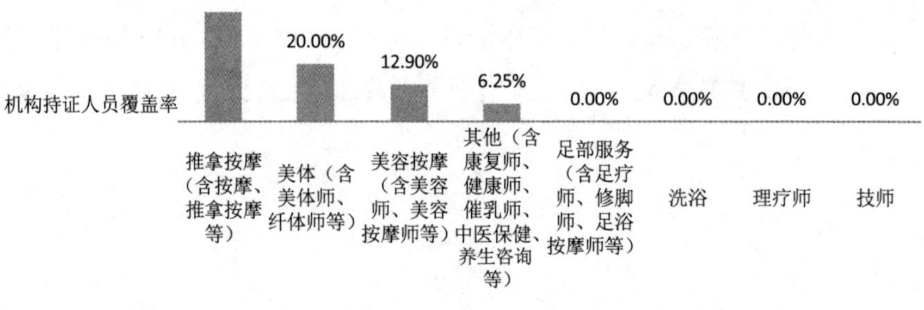

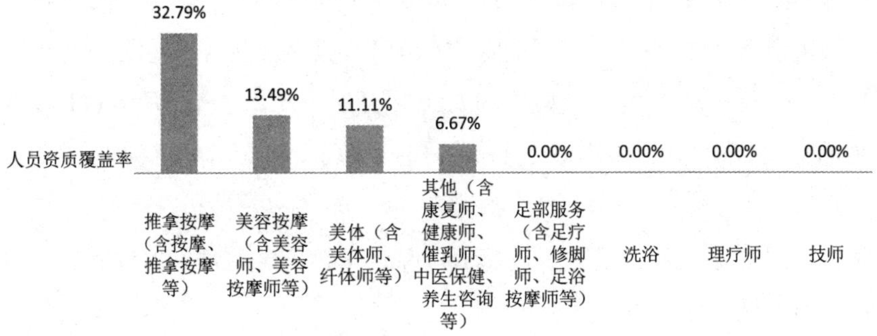

图 4　各工种下分类机构及从业人员资质覆盖率

回收的调查问卷中，同样在具体开展的服务项目上，519 家各类中医养生保健机构倾向于同时开展多种具体服务。其中各项服务的开展排名上，推拿按摩项目仍是多数机构的选择；其次有 43% 的中医养生保健机构选择了拔火罐服务；接着是中医洗浴项目，有 31% 的受访中医养生机构开展此服务；此外有接近 1/5 的中医养生保健机构开展艾灸服务。同时还有点穴减肥、中药敷面等其他服务在较少数机构中进行。

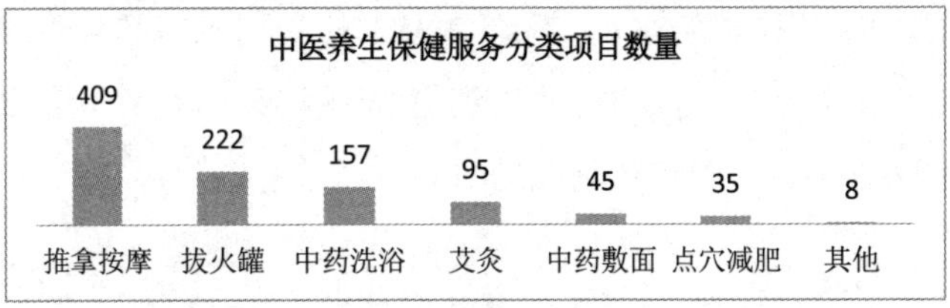

图 5　南岸区受访中医养生保健机构开展的服务项目情况

依照国家中医药管理局发布的《关于促进中医养生保健服务发展的指导意见》相关内容，中医养生保健机构不得以涉及中医药预防、保健、养生等为名或假借中医理论和属于开展虚假宣传或宣传治疗作用，同时中医师在提供保健咨询和调理服务中不得使用针刺、牵引、中医微创技术、中药灌洗肠等具危险性的技术方法。具体表现在社会性中医养生保健服务机构在招牌名称、经营项目及其宣传介绍中不得使用“中医”“医疗”“治疗”等医疗专业术语，同时医疗器械如针刺等具危险性的技术方法同样禁止使用。

而在本次对南岸区 519 家中医养生保健服务机构的调查中，研究人员发现宣传广告或招牌上含有“中医”二字的机构有 24 家，违规率为 4.6%；店面广告内容宣传有治疗效果的机构有 29 家，违规率为 5.6%；开展中医养生保健服务过程中使用了医疗器械的机构有 19 家，违规率为 3.6%；违规使用牵引器具的机构有 11 家，违规率为 2.1%。

根据指导意见，我们设立了违规情形筛选指标（见附件），对所有机构进行违规情况分析，结果如下。

表 8　违规情况机构百分比

违规情形次数	0	1	2	3	4	5	6	7
机构数	63	131	135	164	53	21	12	4
占比（%）	10.96	22.43	23.12	28.08	9.08	3.60	2.05	0.68

2.5　南岸中医养生保健机构服务过程中公共用品使用及消毒情况

本次调查统计了南岸区中医养生机构在保健服务过程需要使用到的工具等公共用品，包括床单、面盆等。其中床单在受访各中医养生机构中的使用率在高达 94%，其次到毛巾的使用率为 88%，接着是 74% 的受访机构都会使用到面盆。同时还有 44% 和 42% 的中医养生机构会使用到拖鞋和火罐，以及 36% 的机构使用刮痧板并提供刮痧服务。各项工具使用情况见图 6。

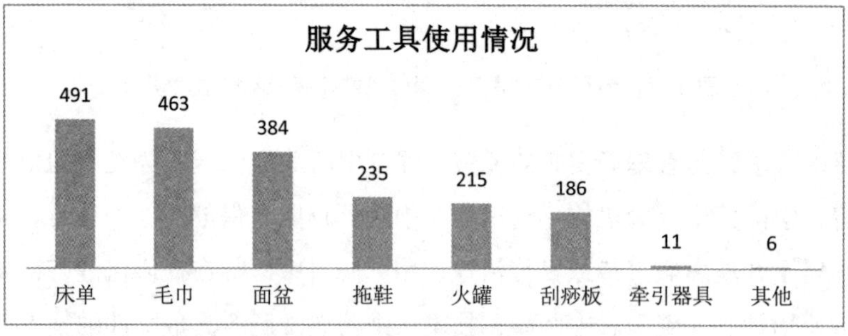

图 6　南岸区中医养生保健机构服务工具使用统计

（说明：已将此处统计的牵引器具数据归于中医养生保健服务机构违规情况分析中。）

各类服务工具的频繁使用情况以及中医养生保健机构的特殊性，使得卫生洁净对于机构而言十分重要。研究人员在本次调查中还对机构是否消毒以上使用的工具进行统计，发现 519 家受访中医养生保健机构中，有 5 家未清洗未消毒，有 10 家机构只对以上服务过程所使用的工具进行了清洗但并未消毒，剩余 496 家机构表示对使用工具既清洗又进行消毒。

与此同时，为了深入了解受访中医养生保健服务机构的公共清洁情况，研究人员具体调查了各个机构是否具有公共用品消毒设施，是否有公共用品专用消毒间以及公共用品清洗消毒频率。详细结果见以下表 9 所示。

表 9　南岸区中医保健机构公共用品消毒情况

选项		人数	比例（%）
是否具有公用用品消毒设施	物理消毒	205	39.50
	化学消毒	190	36.61
	物理又化学	72	13.87
	否	18	3.47
	外洗	39	7.51
是否设置有公共用品专用消毒间	是	168	33.01
	否	341	66.99
公共用品清洗消毒频率	一客一换	426	83.53
	每天换洗	75	14.71
	大于一天	9	1.76

受调查 519 家中医养生保健机构中，仍存在 18 家机构没有消毒设施，对公共用品用具既没有进行物理消毒行业没有进行化学消毒。以及有 1/3 的中医养生保健机构没有设置专用的消毒间，依据试行《中医养生保健服务机构基本标准》中场所环境的要求，开展有操作类项目时，应当设置独立消毒室，且使用面积不低于 6 平方米。受访的共计 505 家南岸区中医养生保健机构中，有 84% 的机构达标，对公共用品用具消毒一客一换，其余 16% 则在清洁消毒上存在违规。根据卫计委 2011 年发布的《公共场所卫生管理条例实施细则》第十四条规定，公共场所经营者提供给顾客使用的用品用具应保证卫生安全，反复使用的用品用具应做到一客一换。因此“每天一换”甚至“超过一天后更换”的消毒频率属于违反规定。

在统计南岸区中医养生保健服务机构的消毒清洁情况时，我们注意到有 16 家机构既没有公共用品消毒设施也没有对公共用品进行外洗。“外洗”指棉织品在外面由专业公司清洗，与在店内配有清洗消毒设施的“自洗”定义相对。一般而言，若有消毒设施可以选择自洗或者外洗，而没有消毒设施则应当选择外洗来处理消毒，以下是其消毒机构的违规情况，即没有消毒设施的机构的摸底答题情况。

表 10　违规消毒情况补充

项目		数量
是否具有公共用品消毒设施	物理消毒	0
	化学消毒	0
	无	16
	外洗	0
是否对公共用品工具进行了消毒	未清洗未消毒	4
	只清洗未消毒	5
	清洗消毒	6
是否设置有公共用品专用消毒间	是	1
	否	15
公共用品清洗消毒频率	一客一换	4
	每天换洗	5
	大于一天	4

我们可以明显发现统计结果之间矛盾之处，既无自有消毒设施也无外洗消毒的16家机构其中却有6家表示对公共用品工具进行了清洗消毒，公共用品消毒频率则有4家一客一换，有5家每天更换，甚至有一家机构反馈自己设置有公共用品专业消毒间。

这些涉嫌违规的中医养生保健机构反馈产生前后矛盾调查结果的可能有以下原因。首先是受访机构在填写时未仔细审题或对如“外洗”等相关概念的模糊而答题有差错；其次，存在有若干机构未能诚信答题而撒谎的可能，具有一定交互性的题目设计使得受访机构的回答出现自相矛盾的结果；最后，由于研究人员设计的调查表存有一定局限性，题目和选项设置的多重意义，且回答者惯性会认为是单选题而忽略了外洗这个选项，可能会产生误导受访机构的回答或使受访者忽略选项的不良影响。建议以后问卷设计修改，外洗应该作为单独一题，属性为“是”或者“否”更好。

2.6 其他未开展中医养生保健项目的服务机构概况

本次南岸区584家社会性独立中保健服务机构摸底调查中，有65家未开展中医养生保健项目的保健服务机构，其经营项目、经营面积及卫生许可证和营业执照持有情况见下表11、表12、表13所示。

表11 南岸区其他保健服务机构经营项目统计

项目	美容	洗浴	其他（汗蒸、体验）	推拿按摩	足疗	减肥	理疗
数量	27	22	11	10	9	7	2
比例（%）	30.68	25.00	12.50	11.36	10.23	7.95	2.27

表12 南岸区其他保健服务机构经营面积统计

经营面积	100平方米以下	100平方米到1000平方米	1000平方米以上
数量	32	33	0

表13 南岸区其他保健服务机构经营执照、许可证统计

项目	是	否
是否取得营业执照	54	11
	83.08%	16.92%
是否取得卫生许可证	44	21
	67.69%	32.31%

65家未开展中医保健项目的服务机构主要经营如美容、洗浴、推拿按摩这类项目。其经营面积均在1000平方米以下，过半数的机构经营面积小于100平方米。65家未开展中医项目的保健服务机构仍有17%的机构没有取得营业执照而非法经营，另外有32%的服务机构没有获得卫生许可证。持有美容资格证2人。有回答工种情况如下：美容师14人、技师12人、服务员4人、洗浴师2人、负责人1人。

关于未开展中医保健项目的服务机构从业人员情况，65家未开展中医养生服务的保健机构调查结果多数项目的回答样本量较少，不够具代表性。除已罗列的项目之外，仅有“从业人员文化程度”“从业人员性别”“从业人员年龄分布”三个项目回收有超过10个调查样本，以下是相关人员性别、年龄分布及文化程度调查结果。

本次调查中，未开展中医保健项目的服务机构有6名男性雇员，45名女性从业人员，男性比例为19%。这些雇员中21到30岁的34人，31岁到40则有6人，41岁以上有5人。他们中有26人初中及初中以下学历，27人高中文化，3人大专及大专以上文化水平。

3 讨　论

3.1 中医保健服务需求量大，行业前景较好

改革开放以来，随着社会经济的不断发展，国民对健康的关注度越来越高，希望防患于未然，而中医“治未病”理念恰好与这种需求相契合，此类庞大需求促使我国中医养生保健服务业快速发展，中医养生保健服务机构的数量迅速增长。国家非常重视“治未病”理念，自2007年国家中医药管理局开展“治未病”健康工程以来，全国先后确立了65个地区开展“治未病”预防保健服务试点，4批共173家“治未病”预防保健服务试点单位，试点范围由中医医院逐步扩大到综合医院、专科医院、社区卫生服务机构以及中医药预防保健机构，建立治未病中心服务点[1]。还出台了不少相关性的支持性政策鼓励养生保健服务行业的建设和发展，例如，2013年国务院发布《国务院关于促进健康服务业发展的若干意见》(国发〔2013〕40号)，鼓励有资质的中医师到中医养生保健服务机构提供保健咨询和调理等服务。

3.2 中医养生保健服务行业市场秩序混乱

在开展中医养生服务的519家机构的摸底调查中，研究人员发现有83家机构尚未获取营业执照，属于违法经营的机构占约16%；同时受调查的519家机构中115家机构并未获得相关的卫生许可证书，占22%。中华人民共和国卫计委令第80号《公共场所卫生管理条例实施细则》第三章卫生监督部分规定：“国家对公共场所实行卫生许可证管理。”并由各地卫生行政部门对公共场所进行监督。然而在国发〔1987〕24号《公共场所卫生管理条例》以及2013年《重庆市公共场所卫生管理许可办法》中规定，重庆市只对以下公共场所实行卫生管理：住宿场所、交际场所、沐浴场所（公共浴室、温泉浴室、桑拿室、足浴室、婴幼儿沐浴室）、美容美发场所（美容院、理发店）、游泳场所、娱乐与文化场所、交易场所、就诊场所与交通场所。可见，

法律规定中受卫生行政部门监督的公共场所中未设置中医养生保健场所类别，这样一来，只要借专业中医养生服务机构的由头，理论上则可避免卫生行政部门的审批和监督。再者，根据2015年《重庆市工商行政管理局关于调整工商登记前置行政许可项目的通知》（渝工商发〔2015〕2号），公共场所类的工商登记许可已不需要卫生行政部门的前置审批，而调整为后置审批。以前部分中医养生保健机构（涉及洗浴、美容美发场所）必须有卫生行政部门的证明才能拿到营业执照，而现在则不需要。这给卫生行政部门对中医养生服务机构造成了很大的阻碍，难以对中医养生服务机构的准入标准进行严格把关，缺乏监管之下，即出现了调查当中所显示的诸多问题。

中医养生保健服务经营范围一直难有统一且较为混乱，因此对应经营项目种类、工种资质并无行业标准。北京东城区，作为在国家中医药管理局确定的中医养生保健服务机构准入试点地区，其卫生局表示中医药养生保健服务机构可以开展的服务包括中医药健康咨询、推拿按摩、熏洗、艾灸、贴敷、拔罐、刮痧、其他以中医理论、理念为指导的各种物理方法、自然疗法、药膳养生等。而在本次调查在设置原始问卷时，经营项目根据实际情况设置包括足疗、洗浴、推拿、按摩、美容、理疗、减肥、汗蒸、体验、足疗洗浴等，问卷也进一步调查了服务项目包括推拿按摩、拔火罐、中药洗浴、艾灸、中药敷面、点穴减肥等，两方面选项根据实际调查结果互相补充细化。在最终统计报告中，研究人员将服务项目归纳为足疗、洗浴、推拿按摩、美容、理疗、减肥、其他（包括汗蒸、体验等）；资质证书概括为按摩类、美容类（包括美容资格证、美容美发资格证）、中医类（含中医师、针灸师等）、足浴证书、纤体师资格证、其他类（包括职业技能合格证、芳香师、养生调理师等）；将原始问卷中如“推拿师”“推拿按摩师”等类似的技术工作项目统一归类，最后确定为按摩类、技师、美容类、足部类、美体类、洗浴类、理疗类、其他等八种技术类工种。

本调查的经营项目及工种分类原因有以下几点考虑：

首先，调查所得资质证书情况是基于实际584家重庆南岸区中医保健养生机构的调查结果进行归类的，报告中经营项目与工种分类的重新设置与现有从业人员持有资质情况相对应。

其次，报告中将相近相同类别的经营项目和工种归纳概括，减少原始填表人随意填写的影响，更便于统计数据处理数据。

最后，本调查各分类由研究人员根据实践工作进行安排，由现实市场现状归纳分类，符合实际及市场发展，具一定合理性。

3.3　从业人员所持有资质低下

本次调查开展了“美容”经营项目的中医养生保健机构共180家，但其中仅有16家机构聘用了持有美容资格证的工作人员，即占总数的约9%，受调查机构中持美容资格证上岗的总人数只有26人。同时，经营“推拿按摩”项目的养生保健机构共120家，机构从业人员持有按摩资质证书的有22家，约占总数的18%，共计51位持按摩证工作人员，其中持有高级按摩证的有5人，6位持中级按摩证。此外，本次调查中所有登记的从业人员中有17人拥有职业技能培训合格证，3人具有养生调理师资质，1人持有足浴上岗相关证书，10人持有针灸师相关证书，1人持有纤体师资格证。从调查结果可以看出重庆南岸区中医养生保健服务机构中从业人员持证率低下，没有达到《中医养生保健服务机构基本标准（试用稿）》所要求的最低人员配备资质（从事中医养生保健服务的工作人员应具备国家有关部门颁发的相应资质证书），再加上从业人员已有资质证书的评估体系发展不全，由这样的中医养生保健机构所提供的服务质量与安全难以得到保障。

另外值得注意的是，近年国家原则上取消四类职业资格：包括国务院部门设置的没有法律法规或者国务院决定作为依据的准入类职业资格；国务院部门设置的有法律法规依据但与国家安全、公共安全、公民人身财产安全关系并不密切的职业资格；国务院部门和行业协会、学会自行设置的水平评价类的职业资格和地方各级政府及有关部门自行设置的职业资格。其中包括“保健按摩师”“美容师”“美发师”等与中医养生保健服务机构相关的职业将不再要求持证上岗。尽管这激发了就业创业活力，但同时使得中医养生保健机构从业门槛更低、卫生安全监管更困难，因此也促进业内标准的更新完善以及相关部门监管责任的分配落实。

3.4　中医养生保健服务机构行为不规范

本次对南岸区519家中医养生保健服务机构的调查中，研究人员发现宣传广告或招牌上含有“中医”二字的机构有24家，违规率为4.7%；店面广告内容宣传有治疗效果的机构有29家，违规率为5.6%；开展中医养生保健服务过程中使用了医疗器械的机构有19家，违规率为3.7%；违规使用牵引器具的机构有11家，违规率为2.1%。

调查结果显示，参与调查的个别中医养生保健服务机构有夸大保健服务效果、套用“中医”招牌的现象。

3.5 中医养生保健服务机构存在卫生隐患

在本次调查中，仍存在18家机构没有消毒设施，对公共用品用具既没有进行物理消毒也没有进行化学消毒。以及有2/3的中医养生保健机构没有设置专用的消毒间，依据试行《中医养生保健服务机构基本标准》（试行稿）中场所环境的要求，开展有操作类项目时，应当设置独立消毒室，且使用面积不低于6平方米。根据《公共场所卫实施细则》生管理条例第二章第十四条、第十五条规定公共场所经营者提供给顾客使用的用品用具应当保证卫生安全，可以反复使用的用品用具应当一客一换，按照有关卫生标准和要求清洗、消毒、保洁。禁止重复使用一次性用品用具。公共场所经营者应当根据经营规模、项目设置清洗、消毒、保洁、盥洗等设施设备和公共卫生间。公共场所经营者应当建立卫生设施设备维护制度，定期检查卫生设施设备，确保其正常运行，不得擅自拆除、改造或者挪作他用。公共场所设置的卫生间，应当有单独通风排气设施，保持清洁无异味。尽管有详细的法规公文规定，但违规情况仍存在。参与调查的南岸区中医养生保健服务机构中接近84%的店家做到了一客一换，15%的中医养生保健服务机构每天对公共用品用具清洗更换一次。仍有大批中医养生保健机构不仅不具备专用的消毒间，甚至做不到一客一换，以及存在公共用品用具的清洗频率过低的现象。这样的中医养生保健机构大多不属于沐浴场所和美容美发场所之类，因而不受《公共场所卫生管理条例实施细则》管控，其卫生情况缺乏有效监督，着实堪忧。

本次调查519家中医保健服务机构各项目统计结果及519家中医保健服务机构与65家其他类保健服务机构数据对比情况，详见表14、表15。

表14 519家中医养生保健服务机构总统计表

属性	选项	数量	比例（%）
经营项目	足疗	196	37.76
	洗浴	140	26.97
	推拿按摩	120	23.12
	美容	180	34.68
	理疗	47	9.06

续表

属性	选项	数量	比例（%）
经营项目	减肥	40	7.71
	汗蒸、体验、其他	31	5.97
	足疗	196	37.76
	洗浴	140	26.97
经营面积	100 平方米以下	254	48.94
	100 平方米—500 平方米	230	48.94
	500 平方米—1000 平方米	44	
	1000 平方米以上	11	2.12
是否取得营业执照	是	437	84.20
	否	82	15.80
是否取得卫生许可证	是	402	77.76
	否	115	22.24
开展中医养生保健种类	推拿按摩	409	78.81
	拔火罐	222	42.77
	中药洗浴	157	30.25
	艾灸	95	18.30
	中药敷面	45	8.67
	点穴减肥	35	6.74
	其他	8	1.54
宣传广告或者招牌上是否有“中医”二字	是	24	4.66
	否	491	95.34
是否有宣传治疗效果的广告	有	29	5.65
	无	484	94.35
开展中医养生保健服务过程中是否使用医疗器械	是	19	3.67
	否	499	96.33
开展中医养生保健服务过程中使用了哪些公共用品工具	床单	491	94.61
	毛巾	463	89.21
	面盆	384	73.99
	拖鞋	235	45.28
	火罐	215	41.43
	刮痧板	186	35.84
	牵引器具	11	2.12
	其他	6	1.16
是否对以上工具进行了消毒	未清洗未消毒	5	0.97
	只清洗未消毒	11	2.13
	清洗消毒	501	96.91

续表

属性	选项	数量	比例（%）
是否具有公用用品消毒设施	物理消毒	205	39.50
	化学消毒	190	36.61
	物理又化学	72	13.87
	否	18	3.47
	外洗	39	7.51
是否设置有公共用品专用消毒间	是	168	33.01
	否	341	66.99
公共用品清洗消毒频率	一客一换	426	83.53
	每天换洗	75	14.71
	大于一天	9	1.76
从事医疗保健从业人员文化程度	初中以下	1011	58.57
	高中	576	33.37
	大专以上	139	8.05
从业人员数量		1726	100.00
性别	男	205	12.84
	女	1392	87.16
	总计	1597	100.00
年龄	[0,20]	127	8.11
	[21，30]	741	47.32
	[31,40]	522	33.33
	[41,50]	141	9.00
	[51,60]	35	2.23
	总计	1566	100
资质	按摩证	60	37.04
	其他（含职业技能合格证、芳香师、养生调理师等）	51	31.48
	美容资格证、美容美发	36	22.22
	针灸师、中医师	13	8.02
	足浴证书	1	0.62
	纤体师资格证	1	0.62
	资质总计	163	100

续表

属性	选项		数量	比例（%）
工种	工种分类			
	技术类	技师	389	30.18
		按摩师	342	26.53
		美容师	324	25.14
		推拿按摩	43	3.34
		足疗师	29	2.25
		健康师	15	1.16
		美容按摩	11	0.85
		洗浴	8	0.62
		美体师	7	0.54
		修脚师	6	0.47
		理疗师	6	0.47
		美容美体师	5	0.39
		康复师	3	0.23
		足浴按摩师	3	0.23
		催乳师	2	0.16
		纤体师	1	0.08
		中医保健	1	0.08
		总计	1195	92.71
	管理类	负责人	34	2.64
		服务员	34	2.64
		前台	10	0.78
		养生咨询	9	0.70
		顾问	2	0.16
		院长助理	2	0.16
		学员	2	0.16
		其他	1	0.08
		总计	94	7.29

表 15　中医养生保健服务机构与未开展中医养生项目的保健服务机构比较

属性赋值	中医养生保健服务机构		未开展中医保健服务机构	
	数量	百分比（%）	数量	百分比（%）
	519	88.72	65	11.13
经营项目				
足疗	196	37.76	9	10.23

续表

属性赋值	中医养生保健服务机构		未开展中医保健服务机构	
	数量	百分比（%）	数量	百分比（%）
洗浴	140	26.97	22	25.00
推拿按摩	120	23.12	10	11.36
美容	180	34.68	27	30.68
理疗	47	9.06	2	2.27
减肥	40	7.71	7	7.95
汗蒸、体验、其他	31	5.97	11	12.50
经营面积				
100 平方米以下	254	48.94	32	48.48
100~500 平方米	230	48.94	34	51.52
500~1000 平方米	44			
1000 平方米以上	11	2.12	0	0.00
是否取得营业执照				
是	437	84.20	54	81.48
否	82	15.80	11	18.52
合计	519	100	66	100
是否取得卫生许可证				
是	402	77.76	44	70.37
否	115	22.24	21	29.63
合计	517	100	66	100
从业人员性别				
男	205	12.84	6	18.75
女	1392	87.16	45	81.25
合计	1597	100	51	100
从业人员年龄分布				
0~20 岁	127	8.11	6	12.00
21~30 岁	741	47.32	34	68.00
31~40 岁	522	33.33	6	12.00
41~50 岁	141	9.00	4	8.00
51~60 岁	35	2.23	1	0.08
合计	1566	100	51	100
从业人员文化程度				
初中以下	1011	58.57	26	46.43
高中	576	33.37	27	48.21
大专以上	139	8.05	3	5.36
合计	1726	100	62	100

附录2　南岸社会性独立养生保健机构卫生监测情况分析报告

2015年9月，南岸卫生监督局随机选取了69家不同规模、不同行业的社会性独立中医养生保健服务机构进行了抽样监测。监测项目包括场所的空气、微小气候、顾客用品用具及开展中医保健操作器具的消毒效果监测等。中医养生保健机构的服务环境、用品用具应参照《公共场所卫生管理条例》《室内空气质量标准》《声环境质量标准》《公共场所用品卫生标准》《消毒技术规范》等有关规定执行。通过卫生监测能够掌握南岸区社会性独立中医养生保健机构的卫生学现状，为制定政策提供依据。

1　检测项目合格率情况

表1　检测项目情况表

检测项目(14项)	检测此项目的机构数	合格标准值设置及依据	合格机构数	合格率(%)
手上细菌菌落数	50	≤ 10CFU, GB 15982—2012	30	60
床单上大肠菌群	47	不得检出，GB 9663—1996	47	100
床单上金黄色葡萄球菌	47	不得检出，GB 9663—1996	47	100
毛巾上大肠菌群	59	不得检出，GB 9663—1996	59	100
毛巾上金黄色葡萄球菌	59	不得检出，GB 9663—1996	59	100
面膜盆上金黄色葡萄球菌	12	不得检出，GB 9663—1996	12	100
面膜盆上细菌总数	21	低度危险器材的菌落总数≤ 200CFU，GB 15982—2012	15	71.43
火罐上金黄色葡萄球菌	11	不得检出，GB 9663—1996	11	100
火罐上细菌总数	22	低度危险器材的菌落总数≤ 200CFU，GB 15982—2012	20	90.91
浴池水浑浊度	30	≤ 30，GB 9665—1996	30	100
牵引器具上金黄色葡萄球菌菌落	1	不得检出，GB 9663—1996	1	100

续表

检测项目(14项)	检测此项目的机构数	合格标准值设置及依据	合格机构数	合格率(%)
牵引器具上细菌总数	1	低度危险器材的菌落总数≤ 200CFU，GB 15982—2012	0	0
刮痧板上金黄色葡萄球菌菌落	1	不得检出，GB 9663—1996	1	100
刮痧板上细菌总数	1	低度危险器材的菌落总数≤ 200CFU，GB 15982—2012	1	100
CO 检测值（mg/m^3）	69	≤ 10,GB 9666—1996	69	100
CO_2 检测值(%)	67	≤ 0.1,GB 9666—1996	67	100

标准值选择方面，一般情况按照旅店业卫生标准（GB 9663—1996）、理发店和美容店卫生标准(GB 9666—1996)；因为上述指标在公共卫生场所标准中没有全部涵盖，而火罐、牵引器等与人体直接接触，所以我们选择了医院消毒标准（GB 15982—2012）中低危险器材的相关规定作为这些物品的细菌标准。

从14个项目的检测结果来看，手上细菌菌落数合格率为60%，面膜盆上细菌总数合格率为71.43%，牵引器具上细菌总数合格率为零，这三项合格率偏低低。火罐上细菌总数为90.91%，其他项目合格率都为100%。

2 部分项目的单样本均值检验

2.1 数值分析方法及解释说明

单样本均值检验的是样本均值与标准值之间的显著性差异。但床单上大肠菌群、床单上金黄色葡萄球菌、毛巾上大肠菌群、毛巾上金黄色葡萄球菌、面膜盆上金黄色葡萄球菌、牵引器具上金黄色葡萄球菌菌落、刮痧板上金黄色葡萄球菌菌落这七个项目是定类变量，牵引器具上细菌总数和刮痧板上细菌总数样本只有一个，故这九项都不能做单均值检验。最后选取5个项目展开单样本均值检验。

均值差值是指样本均值与标准值之间的总体差值，均值差值为正数说明，数值超标，即为不合格，反之则合格，负数越小，即越负越说明，有害菌落等越少，消毒效果越好。

检验值即为标准值，为国家规定的各种项目涉及的卫生标准。

当 $P<0.05$，说明抽取样本不能代表全国样本分布状态，会进一步对数据修正，即

运用 SPSS 排除个案后做正态分布单样本均值分析，排除个别离群值后，看大部分抽取样本的状况。

2.2 数据结果

表 2 从业人员手上细菌菌落总数单个样本检验

	检验值 = 10 CFU/cm^2					
	t	df	Sig.(双侧)	均值差值	差分的 95% 置信区间	
					下限	上限
从业人员手上细菌菌落总数（CFU/cm^2）	2.099	49	0.041	8.600	0.37	16.83

P=0.041（*P*<0.05），因此，检测此项目有 50 家机构，样本均值与标准值存在显著性差异，说明所抽取的样本与全国整体水平有偏差，手上细菌菌落数合格率为 60%，刚刚及格。均值差值是指样本均值与标准值之间的总体差值，所以在从业人员手上细菌总数这一项目中，原始样本均值超标 8.600CFU/cm^2。

表 3 修正处理后从业人员手上细菌菌落总数单个样本检验

	检验值 = 10CFU / cm^2					
	t	df	Sig.(双侧)	均值差值	差分的 95% 置信区间	
					下限	上限
从业人员手上细菌菌落总数（CFU/cm^2）	1.135	45	0.262	3.522	−2.73	9.77

SPSS 标识个案，并排除异常个案后的，*P*=0.262（*P*>0.05），因此，在剔除掉 3 个异常值之后，在检测此项目有 47 家机构中，样本均值与标准值不存在显著性差异，说明符合全国样本整体分布水平，样本均值超标 35.22%。

表 4 面膜盆、火罐细菌总数的单个样本检验

	检验值 = 200 $CFU / 25cm^2$					
	t	df	Sig.(双侧)	均值差值	差分的 95% 置信区间	
					下限	上限
面膜盆上细菌总数（$CFU/25cm^2$）	1.809	20	0.085	1108.619	−169.42	2386.65
火罐上细菌总数（$CFU/25cm^2$）	−2.100	21	0.048	−111.591	−222.09	−1.09

有 21 家机构检测面膜盆上细菌总数项目，$p=0.085$（$P>0.05$），故样本均值与标准值并不存显著性差异，说明所抽取的样本能代表总体样本的分布状况，合格率为 71.43%。检测面膜盆上细菌总数的样本均值比标准值多 1108.618CFU/25cm^2，高 554.3%，超过标准 5 倍多。

表 5　修正后面膜盆细菌总数的单个样本检验

	检验值 =200					
	t	df	Sig.(双侧)	均值差值	差分的 95% 置信区间	
					下限	上限
面膜盆上细菌总数（CFU/25cm^2）	1.463	19	0.160	694.050	−298.62	1686.72

$P=0.160$（$P>0.05$），故在剔除个案后，样本能反映整体分布情况，剔除个案后的均值差值明显比剔除前的均值差值低，但仍然比标准值高出 3.47 倍，即整体检查效果差，应当加强面膜盆上细菌总数项目应加强督促检查。

在检测火罐上细菌总数项目的 22 家机构中，$p=0.048$（$P<0.05$），故样本均值与标准值存显著性差异，说明所抽取的样本与全国整体水平有偏差，合格率为 90.91%，样本均值差值比标准值低 111.591CFU/25cm^2，低 55.8%，故火罐上的检查结果达标且比全国情况偏好。

表 6　修正后火罐细菌总数的单个样本检验

	检验值 =200					
	t	df	Sig.(双侧)	均值差值	差分的 95% 置信区间	
					下限	上限
火罐上细菌总数(CFU/25cm^2)	−6.794	20	0.000	−159.762	−208.82	−110.71

$P=0$（$P<0.05$），故在剔除个案后，样本均值与标准值依旧存显著性差异。说明火罐检测项目状况很好，整体情况高于全国标准水平。

表 7　浴池水浑浊度单个样本检验

	检验值 = 30 NTU					
	t	df	Sig.(双侧)	均值差值	差分的 95% 置信区间	
					下限	上限
浴池水浑浊度（散射浑浊度单位 /NTU)	−314.383	29	0.000	−28.600	−28.79	−28.41

P=0（P<0.05), 检测此项目的 30 家机构中，样本均值与标准值存显著性差异，合格率为 100%，说明抽样机构的样本比整体状况偏好，样本均值比标准值低 28.6NTU，低 95.33%，故浴池水项目的整体检查结果很好。

表 8　一氧化碳单个样本检验

	检验值 =10 mg/m^3					
	t	df	Sig.(双侧)	均值差值	差分的 95% 置信区间	
					下限	上限
CO 检测结果：mg/m^3	−157.764	68	0.000	−9.18551	−9.3017	−9.0693

P=0（P<0.05）, 在检测此项目的 30 家机构中，样本均值与标准值存在显著性差异，合格率为 100%，说明抽样机构的样本比整体状况偏好，样本均值比标准值低 9.18551mg/m^3，低 91.86%，故一氧化碳项目的整体检查结果很好。

表 9　二氧化碳单个样本检验

	检验值 =0.1					
	t	df	Sig.(双侧)	均值差值	差分的 95% 置信区间	
					下限	上限
CO_2 检测结果：	−38.445	66	0.000	−.047851	−0.05034	−0.04537

P=0（P<0.05), 在检测此项目的 30 家机构中，样本均值与标准值存在显著性差异，合格率为 100%，说明抽样机构的样本比整体状况偏好，样本均值比标准值低 0.047851%，低 47.8%，故二氧化碳项目的整体检查结果很好。

3 小　结

通过对南岸区 69 家机构的检查报告的项目合格率的计算可以看出，总体情况良好。社会独立性养生保健机构从业人员的手上细菌菌落数、面膜盆上细菌总数与国家卫生部门发布的行业标准相比较，合格率不高，从单样本均值检验的分析结果来看，从业人员手上细菌菌落总数，面膜盆上细菌总数的样本均值是高于国家公布的标准的，故各机构在此方面要注重自我监管，履行卫生相关要求，南岸区卫生监督所也应进行定期检测。

总体而言，所检测的项目经过排除异常个案处理能符合整体样本的一般分布状态，说明所抽查的样本中存在个别机构卫生从业人员消毒状况差而引发的离群值情况，故应当加强督促严格对从业人员的双手加强消毒，并在以后工作中对机构进行分类管理，找出消毒状况差的机构，进行重点监督，加强检查这些机构的项目频次，以符合卫生标准。

4 卫生监督建议

对南岸区社会独立中医养生保健机构的检测项目发现，本区需要重点加强的监督对象为火罐上细菌总数、手上细菌菌落数、面膜盆上细菌总数，特别要注意对个别消毒效果差的机构增加此三个项目监督频次，以维护行业正常运营生态。而空气指标等其他项目整体状况良好，加强日常监督即可。

5 修正数据相关表格及图片

5.1 手上菌落检测值修正过程

（1）手上菌落检测值分布图

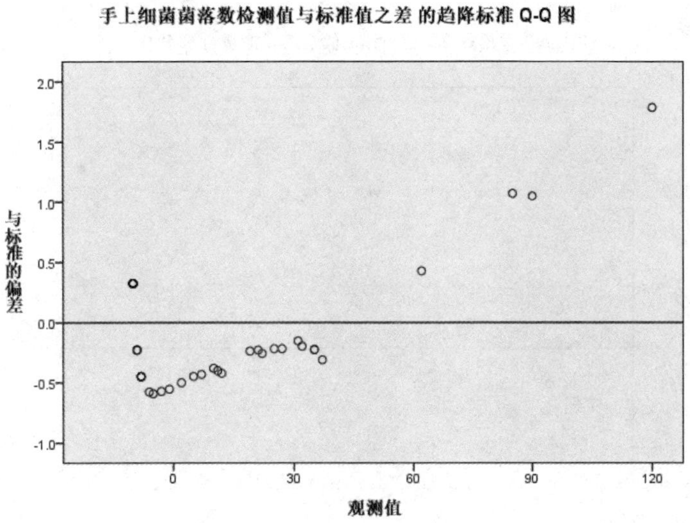

（2）异常个案

表 10　异常个案索引列表

案例	异常索引
17	6.655
36	3.989
13	3.604

（3）排除异常个案后的单样本均值检验

表 11　单个样本检验

	检验值 = 10					
	t	df	Sig.(双侧)	均值差值	差分的 95% 置信区间	
					下限	上限
从业人员手上细菌菌落总数（CFU/cm²）	1.135	45	0.262	3.522	−2.73	9.77

P=0.262（P>0.05），因此，在剔除掉 3 个异常值之后，在检测此项目有 47 家机构中，样本均值与标准值不存在显著性差异。

（4）排除个案后的数值分布

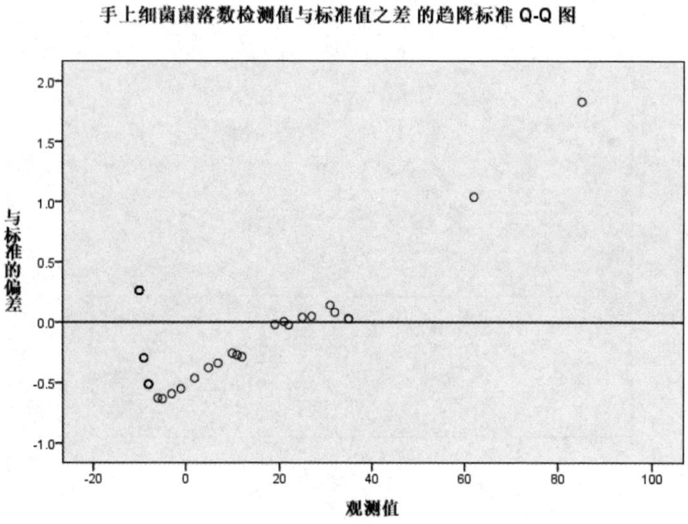

5.2 面膜盆菌落修正过程

（1）面膜盆菌落分布

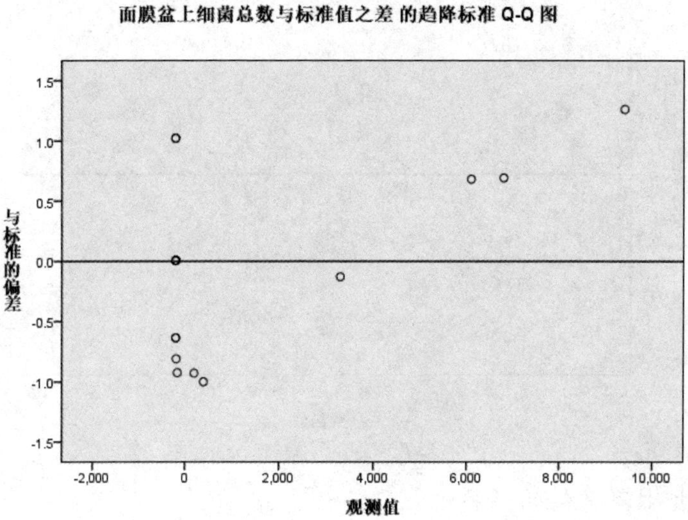

（2）异常个案

表 12 异常个案索引列表

案例	异常索引
39	4.192

（3）剔除异常个案后的单样本均值检验

表 13 单个样本检验

	检验值 = 200					
	t	df	Sig.(双侧)	均值差值	差分的 95% 置信区间	
					下限	上限
面膜盆上细菌总数（CFU/25cm^2）	1.463	19	0.160	694.050	−298.62	1686.72

P=0.160（P>0.05), 故在剔除个案后，样本均值与标准值并不存显著性差异。但在均值差值中，剔除个案后的均值差值明显比剔除前的均值差值低。

（4）排除个案后的分布

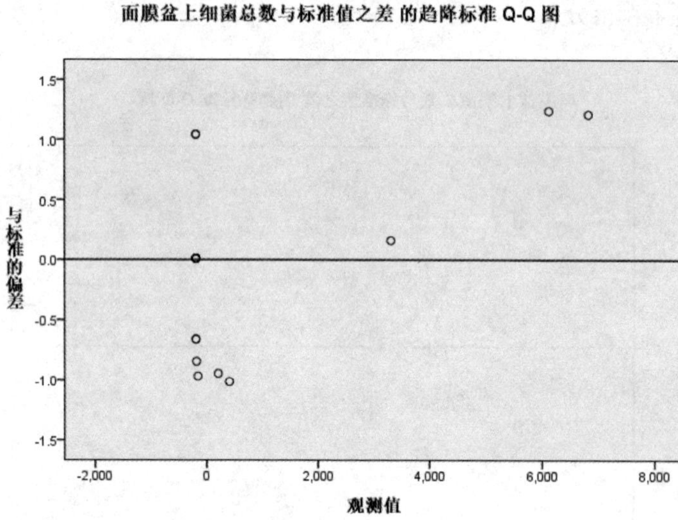

5.3 火罐菌落值的调整过程

（1）整体分布

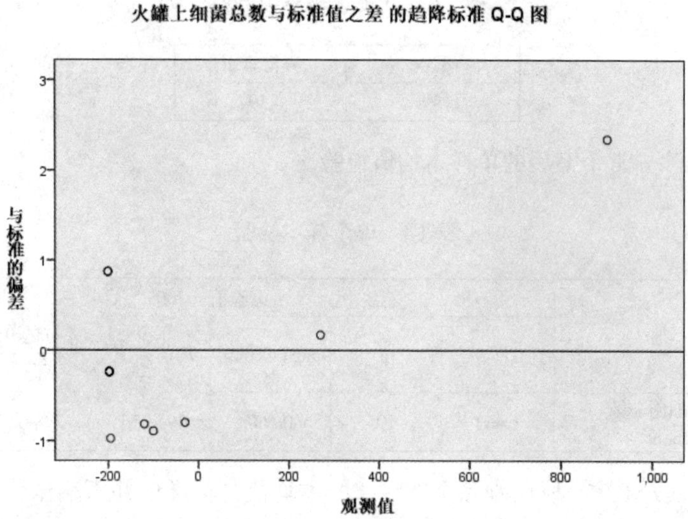

（2）异常个案

表 14　异常个案索引列表

案例	异常索引
63	7.034

（3）剔除异常个案后的单样本均值检验

表 15　单个样本检验

	检验值 = 200					
	t	df	Sig.(双侧)	均值差值	差分的 95% 置信区间	
					下限	上限
火罐上细菌总数(CFU/25cm^2)	–6.794	20	0.000	–159.762	–208.82	–110.71

P=0（*P*<0.05), 故在剔除个案后，样本均值与标准值依旧存显著性差异。但在均值差值中，剔除个案后的均值差值明显比剔除前的均值差值低，即整体检查效果更好，更低于标准值。

（4）排除个案后的正态分布

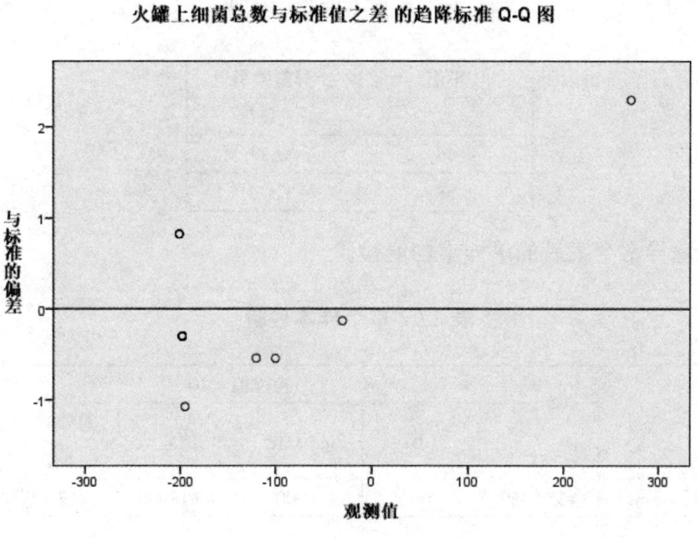

5.4 一氧化碳数值分布情况

（1）整体正态分布

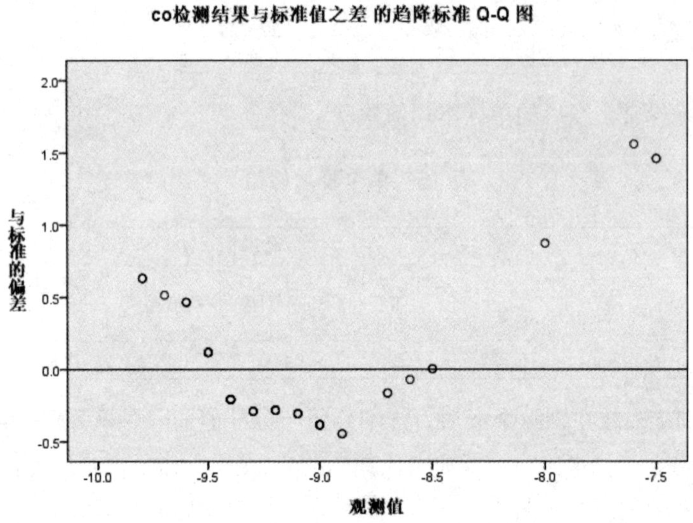

（2）异常个案

表 16 异常个案索引列表

案例	异常索引
22	3.377
46	3.377
58	3.377

（3）剔除异常个案后的单样本均值检验

表 17 单个样本检验

	检验值 = 10					
	t	df	Sig.(双侧)	均值差值	差分的 95% 置信区间	
					下限	上限
CO 检测结果：mg/m^3	−150.469	64	0.000	−9.18000	−9.3019	−9.0581

P=0（P<0.05),故在剔除个案后，样本均值与标准值依旧存显著性差异，合格率为 100%，说明样本的一氧化碳值比全国水平高很多。

（4）排除个案后的分布

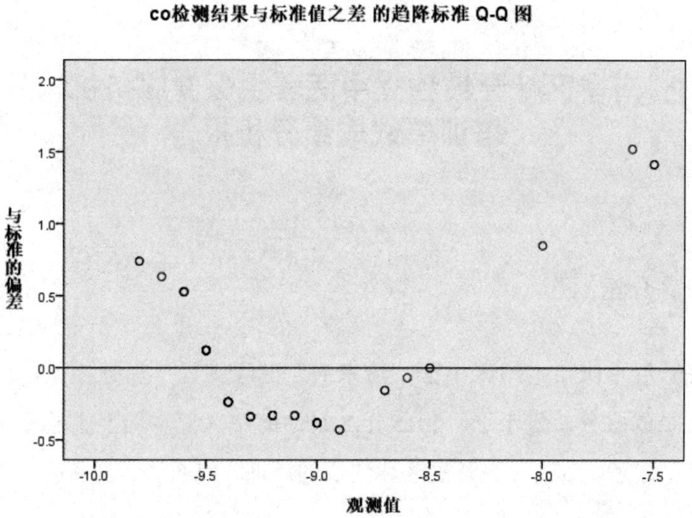
co检测结果与标准值之差 的趋降标准 Q-Q 图
与标准的偏差
观测值
2.0
1.5
1.0
0.5
0.0
-0.5
-10.0
-9.5
-9.0
-8.5
-8.0
-7.5

附录3　南岸区社会性独立中医养生保健服务机构从业人员培训笔试成绩分析报告

1　背景介绍

为更好开展重庆市南岸区中医“治未病”健康工程，提升相关社会性中医保健机构从业人员的服务质量水平，2015年8月，南岸区卫生局卫生监督所协同南岸区医学会进行了四场培训。一是开展法律法规的培训，使经营者和从业人员规范经营，不超范围从事医疗服务行为；二是开展中医预防保健知识与技术的培训，分别就推拿按摩保健知识；中医基础理论及美容按摩和中医诊疗与养生保健的区别，医体质辨识、艾灸、拔罐、推拿、刮痧疗法技术讲座对从业人员进行培训。通过对参训人员笔试以考察培训效果，本次考试形式为开卷，分数设置为100分。参与考试的从业人员主要来自三大类中医养生保健服务机构，根据其所提供中医保健服务种类而分：推拿按摩类、中药洗浴敷面类和养生保健类。

培训内容具体为以下内容。

推拿按摩类：应围绕经络、穴位、保健按摩、足疗、经络瑜穴学、按摩学基础、足底按摩、全身保健按摩手法及操作程序等进行；

中医养生保健类：应围绕非法行医的定义、中医基础理论、中医体质辨识、火罐刮痧疗法、拔罐、刮痧操作程序等进行；

中药洗浴、敷面类：应围绕中医基础理论、经络学、精气学、气血津液的功能和美容、耳穴美容法等进行。

2　数据来源及处理分析方法

研究人员本次调查了采用Microsoft Excel软件建立数据库，用excel对数据进行分析。数据分析对象为参加培训的从业人员培训考试的试卷得分，由于存在不同参考人员属于同一家机构的情况，因此在数据分析的过程中，我们以每一家中医养生服务机构参加考试人员的平均分作为该机构的考试成绩，进行分析比较，以确保分析结果的逻辑性。核对数据发现存在三种情况：一是，有两家盲人按摩只有工作人员姓名，没有成绩是空白卷，其他有些盲人按摩店是有名字有成绩的，存在工作人员中不全是盲人的情况，有可能是管理人员答题；二是，有六家机构有名字有成绩，但机构名缺失（数据汇总表中有两家名称是星号，一家名称是个名字，三家名称是空白），无法分类；三是，有极个别人员培训人员没有参与考试。

经过无效数据剔除，有效记录共 176 家中医养生保健服务机构参与考试，有效考试人员共计 417 人。将参与培训答题的中医养生保健服务机构分为推拿按摩类、中药洗浴敷面类和养生保健类三类，针对三种考卷的培训成绩进行分类研究，机构分类方面主要对照摸底情况总表中机构开展的养生保健种类来分，而非纯粹根据机构名来分，比如有些足疗机构他只提供推拿按摩的服务就分到了推拿按摩类里，这样能更真实地与具体开展的服务相对应。

3 分析结果

3.1 南岸区中医养生保健服务机构从业人员培训考试成绩总数据

本次调查涉及推拿按摩类中医养生保健服务机构 75 家，中药洗浴、敷面类中医养生保健服务机构 71 家，养生保健类中医养生保健服务机构 30 家。

表 1 三类机构分数区间分布情况（个，%）

分数区间(分)	0~59	60~69	70~79	80~89	90~100	机构数
推拿按摩	0	0	4（5.33%）	15(20%)	56(74.67%)	75
中药洗浴	0	1(1.41%)	3(4.23%)	15(21.13%)	52(73.24%)	71
养生保健	1(3.33%)	1(3.33%)	0	3(10%)	25(83.33%)	30
合计	1(0.57%)	2（1.14%）	7（3.98%）	33（18.75%）	133（75.57%）	176

表 2　南岸区中医养生保健服务机构从业人员培训考试成绩数据

机构分类	机构平均分（机构个数）	人员平均分（同类机构的人员数）	人数占比（%）	机构数占比（%）	个人最低分	个人最高分	机构最高分	机构最低分
推拿按摩类	91.3（75）	91.62（157）	37.65	42.61	70	100	100	70
中药洗浴、敷面类	91.8（71）	92.3（175）	41.97	40.34	45	100	100	66.6
养生保健类	90.2（30）	90.2（84）	20.14	17.05	45	100	100	57.5

注：机构平均分计算方法：某类机构所有机构成绩之和 / 某类机构个数

人员平均分计算方法：某类所有考试人员分值之和 / 某类从业人员考试人数

机构最高 / 低分：机构成绩中的最大值 / 最小值

176 家中医养生保健服务机构中，总体的机构平均分（91.3 分）、人员平均分（91.6 分）都达到了 90 分以上，总的来说，此次培训取得一定效果。但从机构或人员分数极值来看，不难发现仍有一些中医养生保健服务机构在此次培训考试中的表现不尽如人意。尤其是中药洗浴、敷面类和养生保健类中医养生保健机构的人员最低分数都在 60 分以下，机构成绩最低在 60 分上下浮动。

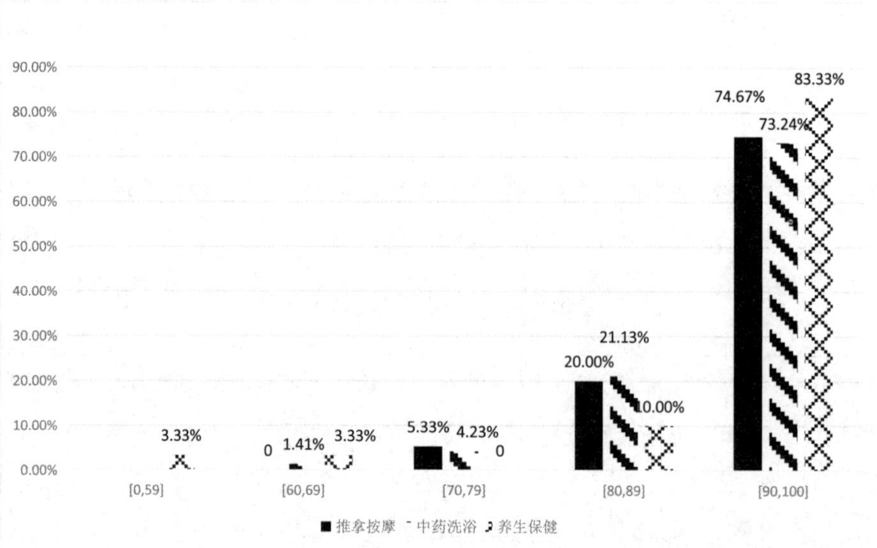

图 1　中医养生保健服务机构培训考试成绩总分布

我们将 90 分以上的水平称为优秀，80 分到 89 分的称为良好，70 分到 79 分的称为中等，60 分到 69 分的称为及格，60 分以下的称为不及格。纵向比较之下，养生保健机构的优秀率最高为 83.33%，事实上，各类机构在优秀等级上的比率都相当接近。各机构在较差成绩段的比例相距也不大且百分比非常低，但某类中医养生保健服务机构水平会因为个别机构的不良表现而降低，从数据体现上造成不良印象，从而影响整个中医养生保健服务行业的水平。

3.2 推拿按摩类中医养生保健服务机构得分情况

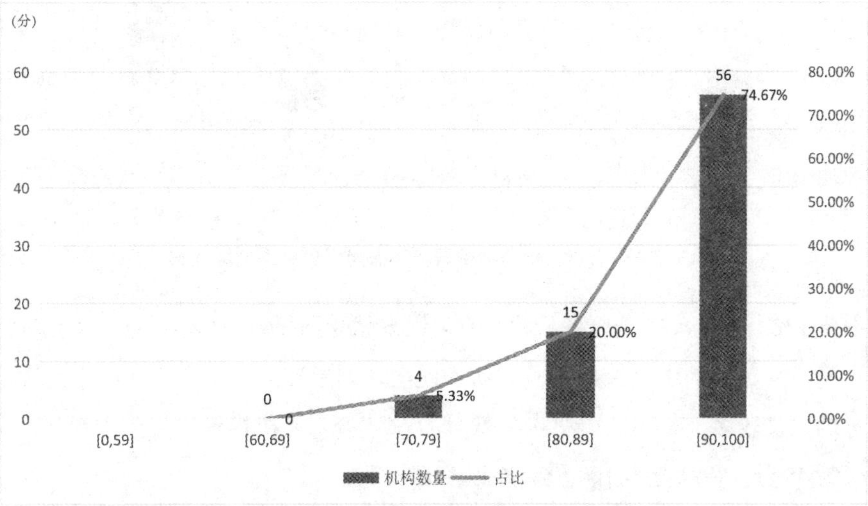

图 2 推拿按摩中医养生保健服务机构成绩分布

参加培训考试的中医养生保健服务机构中，有 75 家推拿按摩类中医养生保健服务机构，他们都以推拿按摩为主要中医养生保健服务。在这 75 家保健服务机构中绝大部分机构都取得了优良的考试成绩，有 4 家的考试成绩处于中等水平以下。

3.3 中药洗浴、敷药类中医养生保健服务机构成绩分布

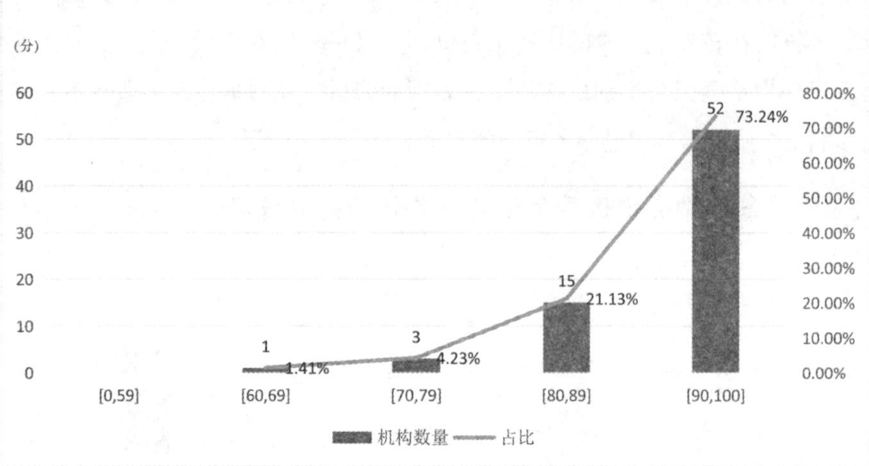

图 3　中药洗浴、敷药类中医养生保健服务机构成绩分布

中药洗浴、敷药类保健服务机构自发展以来就受到民众的热烈追捧，中药洗浴、敷药也是一种重要的中医保健手段。参加此次培训考核的人员中，从事中药洗浴敷药服务的人员较多，其中该类机构最低分为 66.6 分，而机构最高分为 100 分，人员最低分为 45 分，最高分为 100 分，差距较大。

3.4 养生保健类中医养生保健服务机构成绩分布

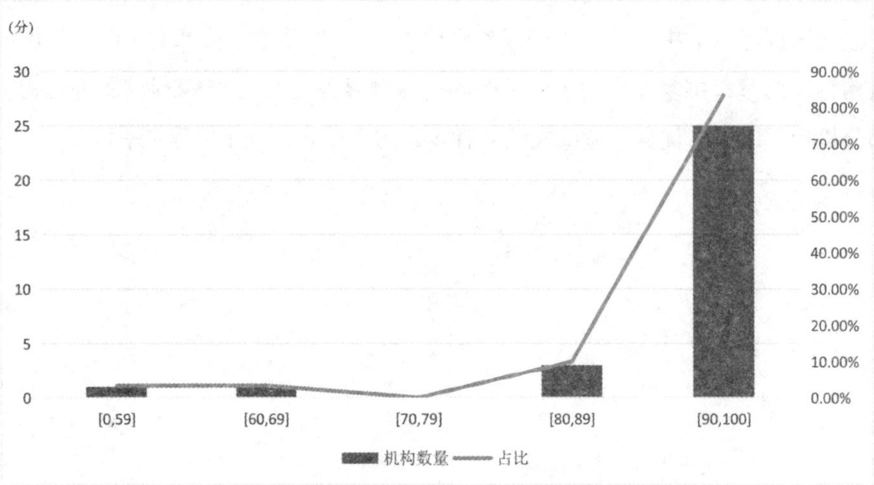

图 4　养生保健类中医养生保健服务机构成绩分布

在这次培训考试中，养生保健类中医养生保健机构的数量最少，养生保健类保健服务机构的特征是提供多种中医保健服务，例如同时提供按摩、足浴、艾灸等服务，不偏向某一类服务。其成绩分布情况类似，多数机构的成绩在 90 分以上，但此类机构最低成绩为 57.5 分，在及格线以下。

3.5　三类中医养生保健服务机构及其人员平均成绩与总平均成绩比较

表 3　三类机构分类成绩与总体平均成绩比较

机构分类	个人最低分（分）	个人最高分（分）	人员平均分（分）	所有人平均分（分）	机构最高分（分）	机构最低分（分）	机构平均分（分）	所有机构平均分（分）
推拿按摩类	70	100	91.62		100	70	91.3	
中药洗浴、敷面类	45	100	92.3	91.6	100	66.6	91.8	91.3
养生保健类	45	100	90.2		100	57.5	90.2	

本次参加培训考试的全体人员平均分数为 91.62 分，各机构从业人员成绩与总平均分之差距不大，各类中医养生保健服务机构从业人员平均成绩都接近于总体平均水平。

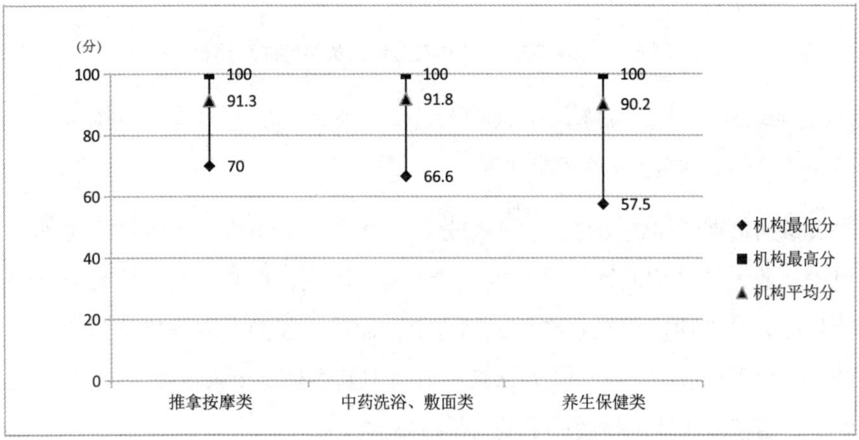

图 5　三类机构分类成绩与总体机构平均成绩比较

（注：机构平均分计算方法：某类机构所有机构成绩之和 / 该类机构数量；机构最高 / 低分为机构成绩中的最大 / 小值；总机构均值为参与考试所有机构成绩之和 / 总机构数量）

176 家中医养生保健服务机构中，各类中医养生保健服务机构的机构平均分达到了 90 分以上，推拿按摩类保健服务机构平均分与所有机构分平均分持平，中药洗浴、敷面类保健服务机构平均分则高于总机构平均分，而养生保健类服务机构平均分则低于总机构平均分。总的来说此次培训达到了一定效果。但从机构或人员分数极值来看，不难发现仍有一些中医养生保健服务机构在此次培训考试中的表现不尽如人意。尤其是中药洗浴、敷面类和养生保健类中医养生保健机构的人员最低分数都在 60 分以下，机构成绩最低在 60 分上下浮动。

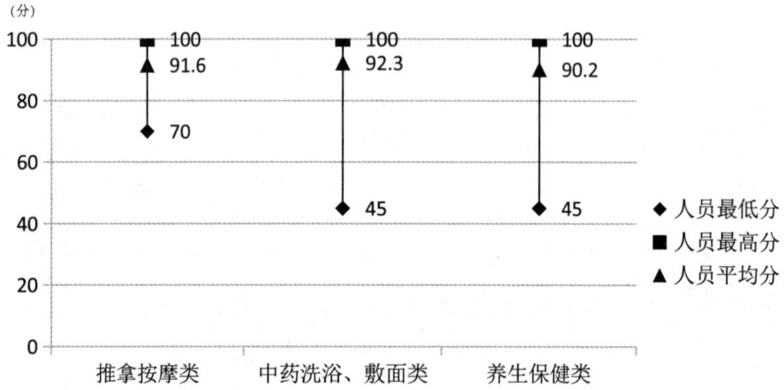

图 6　三类机构人员成绩与总体人员平均成绩比较

（注：人员平均分计算方法 = 某类所有人员分值之和 / 人员数；总人员平均分 = 全体人员分数 / 全体人员数；人员最高 / 低分 = 人员成绩中的最大 / 小值）

本次参加培训考试的全体人员平均分数为 91.6 分，可以看出各类中医养生保健服务机构从业人员平均成绩与总平均成绩差异并不大，但是中药洗浴敷面类保健服务机构从业人员平均成绩在总平均成绩之上，而养生保健类服务机构从业人员平均成绩则低于总平均成绩。全体人员成绩较好，但其中最低个人成绩为 45 分，处于及格线之下，给整体成绩水平造成了一定消极影响。

4　讨　论

4.1　中医养生保健服务机构综合素质参差不齐，加强分类培训管理

重庆市南岸区推拿按摩类、中药洗浴敷面、养生保健类中医养生保健服务机构

最高成绩（三类机构皆为 100 分）与最低成绩分别为 30 分、33.4 分、42.5 分。这样的差距不利于分行业中医养生保健服务机构的发展，在一定程度上，参差不齐的服务质量会使得南岸区整个中医养生保健服务行业受到影响，有时候质量低下容易加深民众对保健服务坑蒙拐骗的刻板印象。以培训为契机，提高行业中的短板机构，将是规范中医养生保健服务业的关键之一，通过这样的方式提升从业人员的综合素质，可为南岸形成知识与技能兼备的规范化中医养生保健服务奠定人力基础。

在培训过程中，机构团队及从业人员的中医养生素养得到提升。其次是关注培训对象的真实需要。中医养生保健服务所需要的专业技能非一朝一夕之功，在本次培训考试中，推拿按摩、中药洗浴类机构在取得优良成绩方面占比偏低，而综合性中医养生保健服务机构所涉及的服务项目较多，对培训考试结果可能受之影响。所以需要将培训对象分类，以培训对象的主营项目来确定培训内容，提高培训效率，扩大培训影响。

4.2　同一行业内人员素质参差不齐，需要加强有针对性的“扶弱”培训

南岸区中药洗浴敷面、养生保健类中医养生保健服务机构的最低个人成绩都为 45 分，直接影响了两类影响了两类中医养生保健服务机构的整体水平。回顾原始数据中，这两大类机构中分别只有一人成绩 45 分，但由于分数太低，大大拉低了成绩水平。基于这样的现象，我们认为，要真正意义上提升中医养生保健服务行业的整体素质、服务水平，要注重机构整体的发展，更应着眼于机构中个人的发展，特别要有针对性地为成绩较差的人员集中补习知识技能，加强外部培训与机构内部人员的传帮带，共同维系中医养生保健服务行业可持续发展的环境。

4.3　定期组织知识技能培训有利于维持稳定的养生保健供给服务质量

从数据分析中可以看出，南岸区共有 176 家服务机构派出工作人员参与培训与考试，并且绝大多数从业人员都取得了良好的考试成绩，这说明卫生行政部门在一定程度上可以达到对中医养生保健服务机构的有效监督，但目前在法律上未被赋予此项权利，而无法在中医保健事业发展的监督上发挥作用。通过定期的知识技能培训及考核，可动态了解南岸中医养生保健服务机构的发展状况与变化趋势，有利于监控养生保健服务整体水平。

4.4 此次培训效果研究局限

通过培训促进了南岸区社会性独立养生保健服务机构从业人员对常用中医预防保健知识和技术的了解和掌握，有利于规范并引导其服务行为，提高了全区中医预防保健服务人员队伍的整体素质。尽管许多机构在考试中取得了好成绩，但是由于考试形式仅为笔试等原因，并不能成为检验培训效果的唯一标准，如果想到得到值得信赖的检验结果，可以实地考察其服务项目，或者增加实际操作技能考试，可以更全面的评估。此次培训分数数据为一次性横截面数据，所以不能动态反映出长期的状态，建议可以增加在人员培训方面的经费投入，建立社会性养生保健服务机构人员的长效培训机制。

参考文献

[1] 北京市东城区信息化工作办公室 . 网格化的工作模式精细化的城市管理 [J]. 信息化建设，2011.

[2] 曹晓兰 . 我国商业医疗保险可持续发展研究 [M]. 杭州：浙江大学出版社，2009.

[3] 曾立维，刘堃，张洪，等 . 养生保健机构现状调研及涉嫌非法行医监管思路 [J]. 中国卫生监督杂志，2012，19(6):584–587.

[4] 陈建勋，马良才，于文龙，等 ."健康管理" 的理念和实践 [J]. 中国公共卫生管理，2006，22(1):7–10.

[5] 程芳，翁琦，刘薇，等 . 中医保健技术服务现状及监管建议 [J]. 上海预防医学，2014(3):146–148.

[6] 程勇，石云，蔡轶明 . 关于发展中医保健服务业的探讨 [J]. 中医药管理杂志，2011，19(7):605–608.

[7] 程勇，石云，蔡轶明 . 关于发展中医保健服务业的探讨 [J]. 中医药管理杂志，2011，19(7):605–608.

[8] 杜园春，王风 . 超半数受访者有被医疗养生谣言忽悠的经历 [N]. 中国青年报，2017–11–07.

[9] 国家中医药管理局，国家卫生计生委 . 中国公民中医养生保健素养，国中医药办发〔2014〕15 号 .

[10] 国家中医药管理局办公室 . 中医师在养生保健机构提供保健咨询和调理等服

务的暂行规定 [R]. 国家中医药管理局 .2016.

[11] 国务院办公室 . 国务院关于促进健康服务业发展的若干意见 [R]. 国家中医药管理局 .2013.

[12] 郭治昕，罗瑞芝 . 中医药在澳大利亚的市场发展战略 [J]. 世界科学技术 : 中药现代化，2002，4(6):70–73.

[13] 郭原 . 中医在加拿大 [J]. 中医药导报，2015(22):1–3.

[14] 耿直 . 中医在德国 [J]. 中医药导报 ,2016,22(15):1–3.

[15] 韩颖萍，王明 . 中医养生保健在我国的发展现状及思考 [J]. 世界中西医结合杂志，2014，9(9):998–1000.

[16] 潘沙沙，张思容，王露，等 .21 世纪海上丝绸之路沿线国家中医执业法规研究 [J]. 中国卫生事业管理，2016，33(8):595–598.

[17] 何巍，赵英凯，李凤玲，等 . 对发达国家补充替代医学医疗现状的分析与思考 [J]. 国际中医中药杂志，2009，31(3):283–284.

[18] 侯非 . 国外保健服务业标准化与认证现状 [J]. 大众标准化，2014(4):12–15.

[19] 胡凌娟，李瑞锋，文占权，等 . 中医养生保健市场存在的问题及监管模式 [J]. 中国医药导报，2014，11(30):116–119.

[20] 胡振宇，黄艳 . 中医健康养生保健服务产业存在的问题与对策 [J]. 企业经济，2015(12):114–117.

[21] 海外华人中医药群集体 . 国际中医药发展和立法情况概览 [J]. 中医药导报，2016(9):1–5.

[22] 靳丽霞 . 富裕小国拥抱神奇中医——瑞士中医药概况 [J]. 中医药导报，2016(4):1–5.

[23] 李靖 . 加拿大中医教育及行业监管掠影 . 中国中医药报，2011,(003).

[24] 克莱顿·克里斯坦森 (Clayton M.Christensen)，黄捷升 (Jason Hwang). 创新者的处方 [M]. 北京：中国人民大学出版社，2015.

[25] 廖宁 . 国外传统医药立法管理情况及启示 [J]. 中医药管理杂志，2007，15(4):231–234.

[26] 刘焕兰. 中医养生 : 从现状看发展 [N]. 中国中医药报，2011–02–11(第 3 版).

[27] 刘剑峰，全逸先 . 首批中医保健技术操作规范发布消费者维权将有法可依 [J].

中国卫生标准管理，2010(5):73–74.

[28] 刘新利 . 由“养生门”反思中国电视大众文化 [J]. 新闻知识，2010(11):33–34.

[29] 刘艳，郁东海，夏春霞，等 . 上海市浦东新区中医养生保健服务机构现况调查 [J]. 医学与社会，2014(7):59–61.

[30] 陆俊成，胡志俭，蔡平，等 . 苏州市中医养生保健服务机构现状调查与分析 [J]. 中国卫生监督杂志，2014(5):460–463.

[31] 李其英 . 中医在瑞士的现状及可持续发展的建议 [J]. 中医药导报，2016 (21):1–5.

[32] 麦建章，李旭才，李翠萍 . 卫生监督量化分级管理模式与社会卫生信誉体系建设的探讨 [J]. 卫生软科学，2005，19(1):27–28.

[33](美)Marc J.Roberts. 通向正确的卫生改革之路 [M]. 北京: 北京大学医学出版社，2010：310–314.

[34]（美）戴维 · 奥斯本，特德 · 盖布勒 . 改革政府 : 企业家精神如何改革着公共部门（再版）[M]. 上海：上海译文出版社，2006：8–25.

[35] 秦宇龙 . 国家中医药局中医师资格认证中心发布声明 [N]. 中国中医药报 .2017–09–25.

[36] 司富春，宋雪杰，高燕 . 我国中医养生保健发展的现状及思考 [J]. 中医研究，2013，26(7):1–3.

[37] 司婷，赵敏 . 国外传统医药立法对我国中医药法制的启示 [J]. 医学与法学，2016，8(6):77–83.

[38] 田雅婷 . 中医药健康中国的“密钥”——国家中医药管理局局长谈中医药发展现状与未来 [N]. 光明日报 .2016–12–08(第 9 版).

[39] 童元元，赖南沙，张华敏，等 . 北京市中医养生保健机构现状调研 [J]. 中国中医基础医学杂志，2016(4):492–493.

[40] 陶爱萍，刘志迎 . 国外政府规制理论研究综述 [J]. 经济纵横，2003(6):60–63.

[41] 王学辉 . 行政法与行政诉讼法学 [M]. 北京：法律出版社，2015:144.

[42] 嵬怡，鄢庆波，池苇，等 . 重庆市南岸区社会办中医养生保健服务机构从业人员培训情况探讨 [J]. 现代医药卫生，2017，33(6):942–944.

[43] 嵬怡，鄢庆波，池苇，等 . 重庆市南岸区社会办中医养生保健服务机构现况调查 [J]. 医学与社会，2017，30(10).

[44] 嵯怡 . 中医养生保健服务机构监管问题研究 [J]. 中国卫生政策研究，2017，10(7):47–52.

[45] 嵯怡 . 重庆高校大学生健康传播认知参与态度调查 [J]. 中国健康教育，2016，32(2):148–151.

[46] 嵯怡 . 卫生资源优先次序分配的政府治理研究——国际研究述评及对我国的启示 [J]. 中国卫生政策研究，2014，7(11):24–29.

[47] 萧惑之，李春晓 . “孔方兄”打造“张悟本神话”[J]. 中关村，2010(7):54–54.

[48] 夏瑾文 . 英国中医发展现状调查 [N]. 中国青年报 .2017–01–19（第 4 版）.

[49] 杨雅琪，蒲川 . 中医养生执业现状及对策初探 [J]. 医学与社会，2012，25(6):52–54.

[50] 于晓彦，汤少梁，王高玲 . “治未病”理念下的中医特色预防保健服务及政策研究 [J]. 中国卫生政策研究，2015(2):71–75.

[51] 于福年 . 中东欧 16 国中医药概况与发展战略思考 [J]. 中医药导报，2016(23):1–5.

[52] 严暄暄，丁颖，魏一苇，等 . “他者”在“他者”的社会——英国移民中医 [J]. 中医药导报，2015(19):1–4.

[53] 杨宏山 . 市政管理学 [M]. 北京：中国人民大学出版社，2015.

[54] 张浩成，荆春燕 . 国内中医养生保健产业发展现状及前景 [J]. 经营管理者，2015(31):207–208.

[55] 张瑞 . 美国的卫生保健服务体系建构及其启示 [J]. 理论探索，2012(6):95–99.

[56] 张学梓，钱秋海，郑翠娥 . 中医养生学 [M]. 北京：中国医药科技出版社，2002:145.

[57] 张志祥 . 中国营养保健食品产业的现状和发展前景 [J]. 中国食物与营养，2007(3):4–6.

[58] 赵维婷 . 瑞士将中医提升到与西医平等地位 [J]. 世界中医药，2016(4):740–740.

[59] 郑志坚 . 中医养生学的现状及未来发展思考 [J]. 中国临床保健杂志，2011，14(1):111–112.

[60] 中华中医药学会 . 中医保健技术操作规范 [M]. 北京：中国医药科技出版社，2010.

[61] 朱吉，贾杨，陆超娣，等 . 上海市长宁区医疗机构与社会养生保健机构联动下的“区域中医预防保健服务平台”建设 [J]. 中国中医药信息杂志，2015，22(5):13–15.

[62] 朱茜，张翔 . 国外补充和替代医学的发展对我国中医药事业发展的借鉴 [J]. 医学与社会，2009，22(9):36–37.

[63] 朱仁显 . 公共事业管理概论 [M]. 北京：中国人民大学出版社，2009.

[64] 周永莲，陈伟，沈绍武 . 基于 CNKI 的中医养生保健文献计量学分析 [J]. 中国中医药信息杂志，2016，23(10):38–41.

[65] 朱海蒂，田淼淼，陶红兵，等 . 借鉴国外经验对我国医疗服务监管体系建设的思考 [J]. 中华医院管理杂志，2013，29(12):896–899.

[66] 张岩，申俊龙，申远 .“负面清单”管理模式对中医药法治建设的借鉴 [J]. 中国卫生事业管理，2015，32(10):769–771.

[67]“注册成什么都可以干养生保健”——养生保健机构乱象调查 [N]. 新华每日电讯，2017–05–26.（第 5 版）.

[68]2009 中医药发展研究报告课题组 . 中医药保健产业成为我国经济新增长点 [N]. 中国中医药报 ,2010–01–22.

[69] 张渺 . 卧底局长 [N]. 中国青年报 ,2017–11–29(第 10 版).

[70] 奥克兰华人女孩进行中医治疗造成重伤，医馆老板拒不担责，中医在新西兰陷入信任危机 [EB/OL].http://www.sohu.com/a/152981854_221503.

[71] 陈冯富珍 . 中医药对可持续发展的贡献——世界卫生组织总干事陈冯富珍博士在中医现代化国际会议上的主题演讲 [EB/OL].http://www.who.int/dg/speeches/2016/chinese–medicine–sustainable/zh/.

[72] 全国城镇居民中医健康状态与养生状况调查结果在京发布 . 新华财经 [EB/OL].http://news.xinhuanet.com/fortune/2015–12/22/c_128556478.htm.

[73] 国家中医药管理局中医师资格认证中心郑重声明：这些证书都是假的！ [EB/OL].http://www.sohu.com/a/193877173_99960267.

[74] 养生保健为何多雷区：“神医”霸屏　谣言满“圈”[EB/OL].http://www.sohu.com/a/153146753_123753，2017–06–30.

[75] 陈冯富珍 .2008 年在世卫组织传统医学大会上的讲话 [EB/OL].http://www.who.int/dg/speeches/2008/20081107/zh/.

[76] 海口市中医养生保健服务机构准入试点工作启动推广 . 海口在线 .2013-07-22[EB/OL].http://health.hainan.net/jkgz/2013/07/22/1472115.shtml.

[77] 浙江在线新闻 . 界定模糊养生打擦边球　假中医诊疗市场乱象治理难 [EB/OL][2015-05-08].http://health.zjol.com.cn/system/2014/05/08/020013730.shtml.

[78] 国家卫计委 .2016 年我国居民健康素养监测结果发布 [EB/OL].http://www.nhfpc.gov.cn/zhuz/xwfb/201711/308468ad910a42e4bbe9583b48dd733a.shtml.

[79] 全国中医养生保健素养调查新闻发布会 [EB/OL].http://www.china.com.cn/zhibo/2016-03/31/content_39629094.htm.

[80]Chan E., Tan M., Xin J., et al. Interactions between Traditional Chinese Medicines and Western Therapeutics[J]. *Current Opinion in Drug Discovery & Development*, 2010, 13(1):50.

[81]Credentialing, Licensing, and Education[EB/OL].https://nccih.nih.gov/health/decisions/credentialing.htm,Last Updated: October 2015.

[82]Diehl D.L. What is Complementary and Alternative Medicine?[J].*Journal of the American Medical Directors Association*, 2000, 1(2):88.

[83]Eisenberg D.M., Cohen M.H., Hrbek A., et al. Credentialing Complementary and Alternative Medical Providers[J]. *Annals of Internal Medicine*, 2002, 137(12):965.

[84]Ko R.J.. A U.S. Perspective on the Adverse Reactions from Traditional Chinese Medicines[J]. *Journal of the Chinese Medical Association Jcma*, 2004, 67(3):109.

[85]Peters B.G., Pierre J.. Governance and Social Complexity[J]. *Statsvetenskaplig Tidskrift*, 2008.10:239-248.

[86]Pierre J., Peters B. G. *Governing Complex Societies : Trajectories and Scenarios*[M]. Palgrave Macmillan, 2005:16-17，39.

[87]Pierre J.. *Debating Governance: Authority, Steering, and Democracy*[M]. Oxford University Press, 2000:28-40.

[88]Traditional Chinese Medicine: In Depth[EB/OL].https://nccih.nih.gov/health/whatiscam/chinesemed.htm,access in september,2017.

后　　记

随着中国人口老龄化的提前到来，疾病谱发生改变，慢性病患病人口数量、亚健康人群日益增多且年轻化，无论是已经出现临床症状还是常有不适感，人们对于中医养生保健的热情与日俱增。中医养生保健历史悠久，在当今医药费用昂贵的时代发挥预防、保健方面低廉高效的作用。但是，中医养生保健领域的监管实践才刚起步，面临多头治理且实质监管空白的尴尬。为实现健康中国2030，以及一带一路中医药发展等长远战略计划，提升国内和国际的中医保健服务影响力，中医养生保健机构的监管领域应当引起足够重视。

世界卫生组织原总干事陈冯富珍博士提到，传统医学是在其文化和历史发源地由熟练、经验丰富和值得信赖的从业者实施时所产生的人类体验，很难用科学方法进行准确和全面评价。尽管中西医争论仍在持续，但《中医药法》的实施、《中医诊所备案管理暂行办法》等配套规范的陆续出台，必定会加强正规技术力量的投入，并在中医养生保健市场形成新一轮有质量的竞争格局。对社会办中医养生保健机构是挑战，也是迫使其走向正规化发展的契机。

中医养生保健机构及行业幕后资本雄厚，需要政社合作的“组合拳”，更需要公众自身加强中医保健素养的提升。健康素养的提升有两个层次，一是抵御风险，能够正确理解养生保健，避免上当受骗，二是主动地维护健康，通过健康的生活方式从预防角度积极维护健康。举例而言，重庆某个民众自发成立的经典文化学习型组织，每周日定时开班，分文不收，传播经典传统文化，如《黄帝内经》的释义，授课老师有三甲医院的中医师、医科院校教授、师从名门的高徒等，听众主要为退休老人。即使传习社组织者一再严正声明，只是教理，不卖产品，也不允许打各种广告，那些多年“认真学习”的老年听众仍然会被个别“听友”忽悠，去“盲目相信”并购买推销的保健服务和保健品，他们迫切希望“健康长寿”而去相信谎言，某种意义上是自愿的被利用者，而国内很少有老年人能清醒地辨识那些“安慰剂”型、也可能有害的保健服务和产品。可见，加强民众中医素养和明智决断能力任重道远，也是抵御伪养生信息的关键法门。否则，即使政府监管和社会监督再道高一尺，伪养生市场仍会魔高一丈。

自 2015 年着手这项研究至今，历时两年多。本书的完成，离不开很多人的共同努力。特别感谢重庆南岸卫生计生执法监督局鄢庆波局长、池苇副局长、朱敬、苑一等对调研方面的大力支持。感谢左云强、黎予曼、蒲静、彭璐等本科生协助数据清理和分析。

感谢西南政法大学政治与公共管理学院领导的关心和帮助。

希望这份研究能起到抛砖引玉的作用，各界共同努力，尽早地让我们的父辈、我们这一代、我们的下一代享受到不欺诈、有实效、治未病、养已病的中医养生保健服务！

巇　怡

重庆沙坪坝怡心斋

2017 年冬